北京儿童医院
BEIJING CHILDREN'S HOSPITAL

福棠儿童医学发展研究中心
FUTANG RESEARCH CENTER
OF PEDIATRIC DEVELOPMENT

# 儿童健康好帮手

## 儿童血液系统疾病分册

总主编　倪　鑫　沈　颖

主　编　郑胡镛　方拥军

副主编　马晓莉　吴心怡　陆　勤　吴润晖

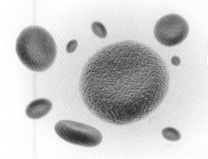

U0294927

人民卫生出版社

**图书在版编目（CIP）数据**

儿童健康好帮手. 儿童血液系统疾病分册 / 郑胡镛，方拥军主编. —北京：人民卫生出版社，2017

ISBN 978-7-117-24628-6

Ⅰ.①儿… Ⅱ.①郑… ②方… Ⅲ.①儿童 – 保健 – 问题解答②小儿疾病 – 血液病 – 诊疗 – 问题解答 Ⅳ.①R179–44②R725.5–44

中国版本图书馆 CIP 数据核字（2017）第 136971 号

| | | |
|---|---|---|
| **人卫智网** | **www.ipmph.com** | 医学教育、学术、考试、健康，购书智慧智能综合服务平台 |
| **人卫官网** | **www.pmph.com** | 人卫官方资讯发布平台 |

儿童健康好帮手——儿童血液系统疾病分册

主　　编：郑胡镛　方拥军
出版发行：人民卫生出版社（中继线 010-59780011）
地　　址：北京市朝阳区潘家园南里 19 号
邮　　编：100021
E - mail：pmph @ pmph.com
购书热线：010-59787592　010-59787584　010-65264830
印　　刷：北京顶佳世纪印刷有限公司
经　　销：新华书店
开　　本：787×1092　1/32　　印张：7
字　　数：108 千字
版　　次：2017 年 7 月第 1 版　2017 年 7 月第 1 版第 1 次印刷
标准书号：ISBN 978-7-117-24628-6/R · 24629
定　　价：29.00 元

# 编者

（按姓氏笔画排序）

| | |
|---|---|
| 丁亚光 | 首都医科大学附属北京儿童医院 |
| 马晓莉 | 首都医科大学附属北京儿童医院 |
| 王旭梅 | 首都医科大学附属北京儿童医院 |
| 王希思 | 首都医科大学附属北京儿童医院 |
| 王林娅 | 首都医科大学附属北京儿童医院 |
| 方拥军 | 南京医科大学附属儿童医院 |
| 芮耀耀 | 南京医科大学附属儿童医院 |
| 李兴军 | 首都医科大学附属北京儿童医院 |
| 杨 菁 | 首都医科大学附属北京儿童医院 |
| 吴心怡 | 首都医科大学附属北京儿童医院 |
| 吴润晖 | 首都医科大学附属北京儿童医院 |
| 何璐璐 | 南京医科大学附属儿童医院 |
| 张 蕊 | 首都医科大学附属北京儿童医院 |
| 张大伟 | 首都医科大学附属北京儿童医院 |
| 张瑞东 | 首都医科大学附属北京儿童医院 |
| 陆 勤 | 南京医科大学附属儿童医院 |
| 金 眉 | 首都医科大学附属北京儿童医院 |
| 周 莉 | 南京医科大学附属儿童医院 |
| 郑胡镛 | 首都医科大学附属北京儿童医院 |
| 赵 文 | 首都医科大学附属北京儿童医院 |
| 赵 倩 | 首都医科大学附属北京儿童医院 |
| 段 超 | 首都医科大学附属北京儿童医院 |
| 黄 婕 | 南京医科大学附属儿童医院 |

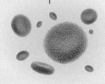

# 序

Preface

2016年5月,国家卫生和计划生育委员会等六部委联合印发《关于加强儿童医疗卫生服务改革与发展的意见》的文件,其中指出:儿童健康事关家庭幸福和民族未来。加强儿童医疗卫生服务改革与发展,是健康中国建设和卫生计生事业发展的重要内容,对于保障和改善民生、提高全民健康素质具有重要意义。文件中对促进儿童预防保健提出了明确要求,开展健康知识和疾病预防知识宣传,提高家庭儿童保健意识是其中一项重要举措。

为进一步做好儿童健康知识普及与宣教工作,由国家儿童医学中心依托单位首都医科大学附属北京儿童医院牵头,联合福棠儿童医学发展研究中心20家医院知名专家,共同编写了"儿童健康好帮手"系列丛书。本套丛书共计22册,涵盖了儿科22个亚专业中的常见疾病。

本套丛书从儿童常见疾病及家庭常见儿童健康问

题入手,以在家庭保健、门诊就医、住院治疗等过程中家长最关切的问题为重点,以图文并茂的形式,从百姓的视角,用通俗易懂的语言进行编写,集科学性、实用性、通俗性于一体。

本套丛书可作为家庭日常学习使用,也可用于家长在儿童患病时了解更多疾病和就医的相关知识。本套丛书既是家庭育儿的好帮手,也是临床医生进行健康宣教的好帮手。希望本套丛书能够在满足儿童健康成长、提升家庭健康素质、和谐医患关系等方面发挥更大的作用!

总主编
2017 年 6 月

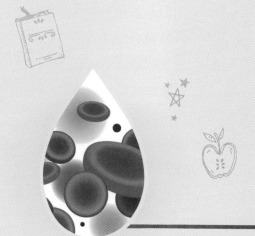

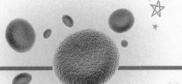

# 前言

Foreword

　　好雨知时节,当春乃发生。随着我国医疗事业的不断发展,人文关怀和大众科普越来越受到人们的重视。医患携手,医患配合,逐步成为构筑患儿健康保障的重要途径。但是,患儿家长们受医学知识的限制,一方面对孩子的病情不能充分了解,另一方面对医生的解释和嘱咐不能及时把握,这就给父母和医生携手共进的道路上增添了阻碍。所以本书的出版,无疑给有着共同目标的我们,带来了一场迎春的及时雨。

　　本书内容由血液肿瘤学专家教授、医生和护士根据多年的临床实践编撰而成。最大的特点就是直击家长们最关心、最应该明白的问题。全书共分为"家庭健康教育指导"、"门诊健康教育指导"、"住院患儿健康教育指导"三个部分,收录问题总数共 150 条。对每一个问题的回答,编者均从基础入手,深入浅出,可以说在便于家长们理解和真正掌握上下足了功夫。

我们常说,世上没有比父母对孩子更有爱心奉献的人了。父母对子女的疼爱,对孩子患病的焦急,我们是看在眼里、急在心里。所以我们致力于让这本书教给迷茫的父母们如何保护孩子、配合大夫,掌握一些实实在在的基本本领,比如:如何看化验单? 诊疗过程中应注意什么? 我们应做哪些准备? 护理上有些什么好的方法等。真切希望我们的努力能让焦急的父母们安静下来,踏踏实实去争取远方的胜利。

借此机会,对为本书作出贡献的所有人员深表谢意。向努力奋斗中的父母致以最崇高的敬意。书中如有谬误不当之处,尚祈读者斧正。

郑胡镛　方拥军
2017 年 5 月

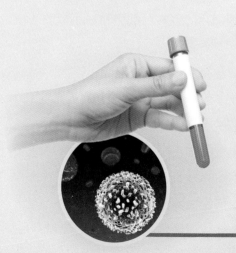

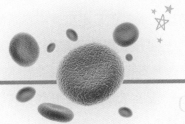

# 目录

Contents

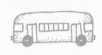

## 45　**PART 2**
门诊健康教育指导

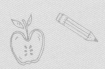

73　**PART 3**
住院患儿健康教育指导

PART 1

家庭健康教育指导

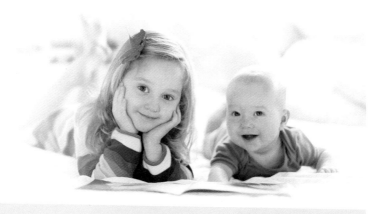

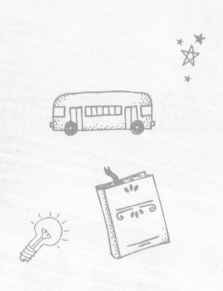

# 人类血液是由什么成分组成的？

正常人的血液由血浆和血细胞组成。血细胞由红细胞、白细胞和血小板组成,分别起到细胞代谢、防卫和止血作用。血浆中含有无机盐、氧以及细胞代谢产物、激素、酶、凝血因子和抗体等,有止血、营养组织、调节器官活动和防御有害物质的作用。

正常血细胞寿命有限,因此每天都得更新,红细胞正常寿命为 120 天,血小板为 7～9 天,而白细胞仅数小时。因此,健康人适度献血是无害的。造血系统不断地补充血细胞而永不枯竭维持了血液系统的稳定,其异常是血液系统疾病的病理和生理基础。

（方拥军）

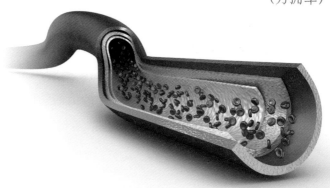

## 血液中的红细胞、白细胞和血小板是从哪里来的?

正常血细胞寿命有限,因此每天都在更新,造血干细胞是所有血细胞的源泉。所有的血细胞都是由造血干细胞定向分化、增殖而成。人类的造血干细胞在胚龄第 2~3 周时开始产生,最初的位置位于卵黄囊。胚龄 2~3 个月时,位置在肝和脾。胚龄第 5 个月起,直到出生之后,位置在骨髓。

骨髓的造血能力极强,极端情况下可达到正常造血能力的 9 倍,即只保留骨髓的十分之一,也能完成正常的造血功能,因此少量骨髓捐献对健康没有什么影响。人体的造血组织有很强的代偿功能,骨髓捐献后,造血干细胞会加快增殖,在一两周内完全恢复至原来的水平。因此,捐献者不仅不会影响自身的造血功能,反而使自身的造血系统得到了锻炼、增强了活力。

(陆勤)

## 小儿红细胞、血红蛋白、白细胞和血小板 的正常值是多少?

红细胞计数正常值为$(4.0\sim5.3)\times10^9$/L,血红蛋白正常值为 120～140g/L。新生儿正常值 >145g/L,1～4 个月 >90g/L,4～6 个月 >100g/L,6 个月以上 >110g/L。其减少提示各类贫血。其增多见于真性红细胞增多症、脱水、肺心病、先天性心脏病、高山地区的居民、严重烧伤和休克。

白细胞正常值为$(4\sim10)\times10^9$/L;新生儿为$(15\sim20)\times10^9$/L。白细胞升高提示各种细菌感染、组织损伤、白血病等。白细胞降低提示白细胞减少症、脾功能亢进、造血障碍、放射线、药物、化学毒素等引起骨髓抑制,严重的细菌、病毒感染。

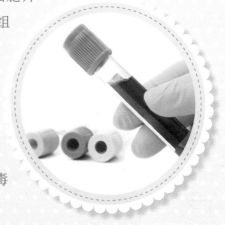

血小板正常值为$(100\sim300)\times10^9/L$。升高可见于原发性(真性)血小板增多症、慢性白血病、骨髓纤维化、症状性增多、感染、恶性肿瘤、外伤、手术、脾切除后。血小板降低提示免疫性血小板减少症、弥散性血管内凝血(DIC)、药物过敏性血小板减少、再生障碍性贫血、药物引起的骨髓抑制、脾功能亢进、病毒感染。

（方拥军）

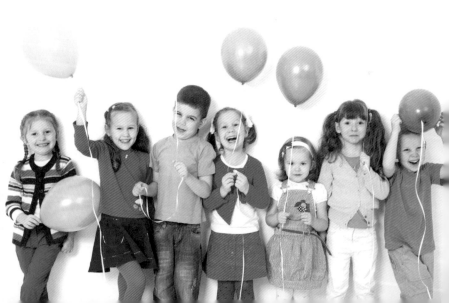

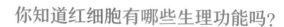

## 你知道红细胞有哪些生理功能吗？

红细胞又称红血球,是血液中最多的一种血细胞,红细胞中含有血红蛋白,因而使血液呈红色。血红蛋白能和空气中的氧结合,因此红细胞能通过血红蛋白将吸入肺泡中的氧运送给组织,而组织中新陈代谢产生的二氧化碳也通过红细胞运到肺部并被排出体外。

人和大多数哺乳动物正常成熟的红细胞呈双凹圆盘形,中央较薄,周缘较厚,平均直径约 7～8 微米,无细胞核和细胞器,胞质内含有血红蛋白,因而使血液呈红色。成年男性每立方毫米血液里红细胞为 400 万～500 万个,成年女性为 350 万～450 万个;婴儿和高原居民红细胞数较多。红细胞的主要功能是运输氧和二氧化碳。红细胞的特殊形态增加了红细胞的表面积,缩短了细胞表面到细胞中心的距离,有利于气体进出红细胞。

(陆勤)

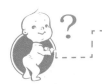

# 血细胞的寿命有多长？
# 献血对人体有无影响？

红细胞是血细胞中最多的细胞，是携带氧气的"运输兵"，平均寿命为 120 天，每天约有 20 亿个红细胞死亡。

血液中的白细胞有五种，按照体积从小到大是：淋巴细胞，嗜碱性粒细胞，中性粒细胞，单核细胞和嗜酸性粒细胞。成熟粒细胞在外周血液中半衰期约 6~7 小时。

血小板被称为凝血的"功臣"，其平均寿命约为 7~9 天。

正常成人每天有 40 毫升的血细胞衰老死亡，同时有相应数量的血细胞新生。成人一次献血

200～400毫升,只占总血量的5%～10%,人体会自动将贮存于脾脏、肝脏等内脏里的血液释放以保持恒定的血容量,献血后失去的水分和无机物,1～2个小时就会补上;血浆蛋白质,一两天内也能得到补充;血小板、白细胞和红细胞也会很快恢复到原来的水平。故献血不会影响健康。

(陆勤)

## 你知道白细胞有哪些生理功能吗？

白细胞分为中性粒细胞,嗜酸性粒细胞,嗜碱性粒细胞,淋巴细胞和单核细胞。白细胞是防卫细胞,细菌或病毒入侵机体遇到的最初抵抗就是来自白细胞,表现为白细胞数量升高或降低。

化脓性细菌入侵时,中性粒细胞将其包围,并进行水解和消化。如中性粒细胞数量减少,感染发生的机会增加。

单核细胞穿过毛细血管壁进入组织后转变为巨噬细胞,吞噬能力强于血管内的单核细胞,被淋巴细胞激活后,可吞噬和杀灭病毒、真菌、原虫、分枝杆菌,还可识别和杀伤肿瘤细胞、清除变性血浆蛋白、衰老的血细胞。

淋巴细胞行使特异性免疫功能,分为T、B淋巴细胞,分别执行细胞免疫功能和体液免疫功能。嗜酸和嗜碱性粒细胞数量很少,但在机体的生理活动中尤其在过敏反应时,具有不可忽略的生理功能。

(陆勤)

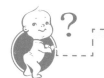

# 你知道血小板的作用吗？

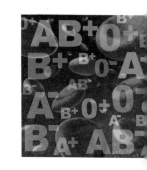

血小板在止血和凝血过程中至关重要，能形成血栓、堵塞创口、释放与凝血有关的各种因子；在小血管破裂处，聚集成血小板栓子，堵住破裂口，释放肾上腺素、5-羟色胺等收缩血管作用的物质。血小板还有营养和支持毛细血管内皮细胞作用，使毛细血管的脆性下降。

血小板的数量、质量异常可导致出血。数量减少见于免疫性血小板减少症，脾功能亢进、再生障碍性贫血和白血病。数量增多常见于原发性血小板增多症、真性血小板增多症。质量异常可见于血小板无力症。

血小板具有吞噬病毒、细菌和其他颗粒物功能。血小板吞噬病毒后，由于血小板内无核遗传物质，被吞噬的病毒失去增殖可能，因此患病毒性疾病时可出现血小板减少症。血小板与皮肤、黏膜和白细胞一样，是机体抗病毒的防线。

（陆勤）

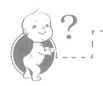

# 血小板的寿命有多长?

　　血小板由骨髓造血组织中的巨核细胞产生。多功能造血干细胞在造血组织中经过定向分化形成原始的巨核细胞,又进一步成为成熟巨核细胞。成熟巨核细胞膜表面形成许多凹陷,伸入胞质之中,相邻的凹陷细胞膜在凹陷深部相互融合,使巨核细胞部分胞质与母体分开。最后这些被细胞膜包围的与巨核细胞胞质分离开的成分脱离巨核细胞,经骨髓造血组织中的血窦进入血液循环成为血小板。

　　新生成的血小板约有 1/3 在脾脏。贮存的血小板可与进入循环血中的血小板自由交换,维持其循环血中的正常量。血小板的生成受血液中的血小板生成素调节,但其详细过程和机制尚不清楚。血小板寿命约 7~14 天,每天约更新总量的 1/10,衰老的血小板大多在脾脏中被清除。

（陆勤）

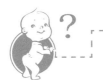

# 血小板是如何止血的?

血小板的主要作用是止血。当血管内皮细胞损伤时,血小板迅速做出反应,首先黏附于损伤之处,继而聚集形成凝块,并释放出多种促凝素或血管活性物质,使血栓形成,从而达到止血目的。

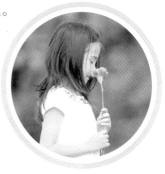

**血小板在生理性止血中的过程:**血管损伤后,内皮下胶原迅速被暴露,血小板迅速黏附于胶原上并被迅速激活,发生变形、黏附、聚集和释放反应。血小板的激活立即引起血小板内一系列生化反应,同时也使血小板失去盘状外形,出现黏附变形。黏附于内皮下组织的血小板通过释放一些物质以及磷脂代谢产物,引起血小板聚集,形成松软的血小板栓子,实现第一期止血。

血小板栓子及血管损伤暴露的组织因子可启动凝血因子,形成纤维蛋白网,完成第二期止血。

(陆勤)

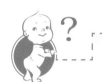

## 你知道什么是生理性贫血吗？
### 需要治疗吗？

婴儿出生后随着自主呼吸的建立，血氧含量增加，红细胞生成素减少，骨髓造血功能暂时性降低，网织红细胞减少；胎儿红细胞寿命较短，且破坏较多（生理性溶血）；加之婴儿生长迅速、循环血量迅速增加等因素，红细胞数和血红蛋白量逐渐降低，至 2~3 个月时（早产儿较早）红细胞数降至 $3.0 \times 10^{12}$/L、血红蛋白量降至 100g/L 以下，并且出现轻度贫血，称为"生理性贫血"。

生理性贫血时网织红细胞可正常或偏高，而白细胞和血小板无异常，此时无须任何补铁或维生素治疗，但需要定期随访。

（方拥军）

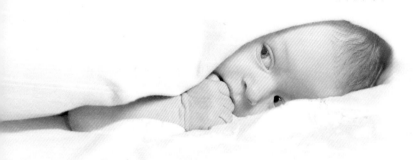

# 新生儿时期贫血的标准是什么？

胎儿时期缺氧，故新生儿时期的血红蛋白要高于儿童或成人。2周内新生儿面色苍白，其血红蛋白 <135g/L，或毛细血管血红蛋白 <145g/L，即可诊断。

主要原因：

🌼 **产前出血**：主要是经胎盘失血，包括胎儿 - 胎盘出血、胎 - 母输血及双胎间输血。由于出血隐匿，出血量多少不等，出血速度可急可缓，临床表现各不相同。

🌼 **产时失血**：多由于分娩时产科意外情况、胎盘及脐带畸形而引起。

🌼 **生后失血**：生后失血以脐部、胃肠道和内出血多见，需注意由于医院性诊断性取血而引起失血。

治疗：

🌼 若患儿已休克，立即输注 15～20ml/kg 5% 白蛋白、生理盐水或全血，以恢复正常血容量。由血型不合溶血病所致的慢性重度贫血需通过换血来纠正。

🌼 输血治疗。

（芮耀耀）

# 贫血会影响智力吗?

儿童两岁以内是大脑发育的关键时刻,在这个时期来说,大脑发育的需铁量是很高的,我们知道两岁以下的孩子铁的需要量按公斤体重来看,是成人的 10 倍,所以儿童这个时期铁的需要量比较大。如果这个时期缺铁,其大脑就不能得到充分的发育,可能影响智力的发展。

轻度贫血或贫血出现前,铁蛋白下降即出现烦躁不安,对周围环境不感兴趣。智力测试发现患儿注意力不集中,理解力降低,反应慢,记忆力减退。婴幼儿可出现呼吸暂停现象。

贫血儿童的智力一般低于同年龄儿童,随着贫血的纠正,智力并不能完全恢复正常。年轻的父母一定要注意孩子是否发生贫血。

(芮耀耀)

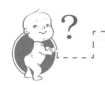

# 孩子什么情况下考虑贫血，
## 需要找医师？

生活中，不少人明白儿童容易患贫血，然而多数人却对于贫血的症状一知半解，因而往往忽视这些症状，导致贫血患儿延误了最佳治疗时机。

长期贫血表现为体格发育差、身材矮小、不爱玩、易疲倦；皮肤弹性较差，指甲发育不好、质脆、有横纹，毛发干燥、颜色发黄、无光泽。

皮肤和黏膜苍白：以面部、口唇、耳廓、手掌和甲床等处较为明显，眼结膜及口腔黏膜更显苍白。

消化系统功能障碍，表现为食欲

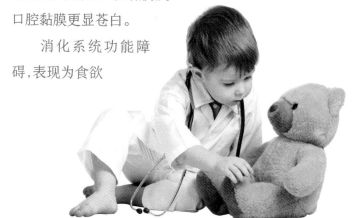

减退、消化不良、恶心、呕吐及腹泻等。

贫血还会出现精神不振、嗜睡、烦躁不安、注意力不集中、对周围环境反应差、智力减退。年长儿还可诉说头痛、头晕、耳鸣、眼前出现黑点等。如果是维生素$B_{12}$缺乏所致的巨幼红细胞性贫血,则神经系统症状更为明显。

贫血时组织缺氧这个信息,通过神经系统"告诉"大脑指挥中心,大脑便命令心脏泵血速度加快(心跳加速)、肺脏呼吸运动加快,力图多提供一些氧气,这种现象称为"代偿"。但代偿是有限度的,如果贫血继续恶化,代偿功能失调,会导致心力衰竭。

您一旦发现孩子出现了上述贫血的疑似症状,应及时看医师,以尽早改善孩子贫血的症状。

(陆勤)

## 哪些情况容易发生
## 营养性缺铁性贫血? 好发年龄?

缺铁性贫血的原因:

❀ 储铁不足:出生时从母体获得的铁减少,使得体内储铁不足,较易发生缺铁性贫血。

❀ 铁摄入不足:是最常见的原因,人乳、牛乳、谷物中含铁量低,不及时添加含铁丰富的辅食,容易发生缺铁性贫血。

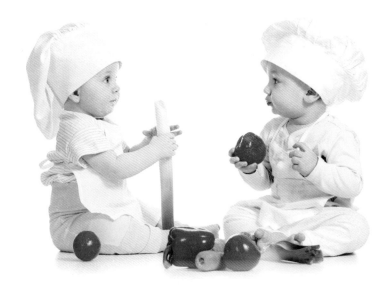

✿ 铁供不应求：婴幼儿生长发育较快，对铁的需求量比一般情况下要多，如果此时供铁量不足，就很容易导致缺铁性贫血出现。

✿ 铁吸收障碍：食物搭配不合理或慢性腹泻均可引起铁的吸收不良。

✿ 铁流失过多：失血 1ml 失铁 0.5mg。消化道出血、反复鼻出血、出血性疾病可致急性失血。消化道慢性失血见于消化性溃疡、恶性肿瘤、胃肠道憩室、痔疮、肠息肉、牛奶过敏及钩虫病等。

✿ 对儿童来说，缺铁性贫血的最主要原因是喂养不当。感染、早产及双胎儿、宫内发育迟缓是主要诱因。

缺铁性贫血各个年龄段皆有可能发生，多好发于婴幼儿，年龄一般在 6 个月~3 岁。

（芮耀耀）

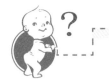

# 营养性缺铁性贫血的孩子
# 如何进行饮食治疗?

　　吃富含铁的食物非常重要,食物中的铁有两种来源,即动物蛋白中的血红蛋白铁和蔬菜中的离子铁,即非血红蛋白铁。肉类、鱼类、家禽中的铁40%能被吸收;蛋类、谷类、硬果类、豆类和其他蔬菜中的铁能被人体吸收的不到10%,而菠菜中的铁只能吸收2%左右。

　　补铁应以富含血红蛋白铁的肉类、鸡肉、鱼类等动物性食品;并应注意如何提高铁的吸收率,如注意荤素食品的搭配可提高铁的吸收率;经过发酵的粮食也能提高铁的吸收率,如馒头、发糕等。维生素C能促进蔬菜中非血红蛋白铁的吸收。若同时摄入富含维生素C的柠檬汁、橘子汁和富含铁的蔬菜能使人体对蔬菜中铁的吸收率增加2~3倍。如补充铁剂,也应和维生素C同时服用。

（陆勤）

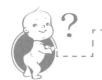

## 营养性缺铁性贫血如何治疗？

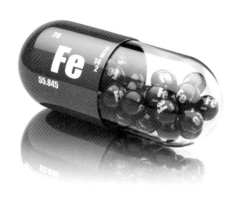

除饮食治疗外,口服铁剂是治疗缺铁性贫血的关键,一般使用二价铁。

口服铁剂品种较多,硫酸亚铁最为常用。一般采用硫酸亚铁合剂;其他如富马酸亚铁、葡萄糖酸亚铁、琥珀酸亚铁等也使用,但性价比低。口服铁剂的剂量为元素铁每天2~6mg/kg,分3次,可达到最高吸收率,超过此量吸收率反而降低,胃肠道刺激作用增加。

饭前空腹时口服铁剂吸收好,但易引起胃肠道不适;饭后服可减少上述不适,但食物中磷化物易与铁结合成不溶解磷酸盐,降低铁的吸收,故以两餐之间口服为宜。

口服铁剂应从小剂量开始,若无不良反应,可在

1~2天内加至足量。可同时服用维生素 C,使三价铁还原为二价铁,增加吸收。牛奶、茶、咖啡及抗酸药等与铁剂同服可影响铁的吸收,故以上食物或药物不宜与铁剂同服。

（陆勤）

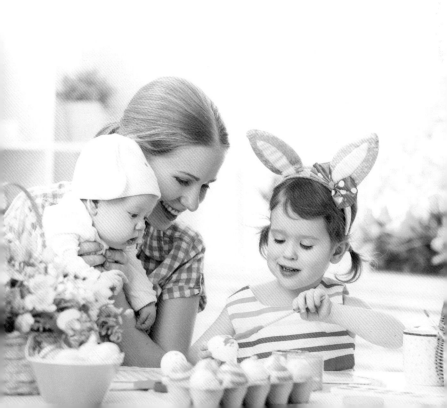

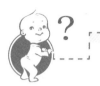

# 缺铁性贫血病人如何进行
## 门诊随访治疗？

合理喂养,是预防缺铁性贫血的关键。门诊应了解饮食结构是否合理,有无添加辅食,鼓励患者进食含有丰富铁质、维生素和蛋白质的食物,如小米、菠菜、芹菜、海带、发菜、黑木耳、紫菜、黄豆、赤豆及猪肝等,茶叶含鞣酸能使铁剂变成不溶性盐类,影响吸收,故口服铁盐时忌饮茶。如果以牛奶喂养,告知需煮沸处理方可减少过敏引起肠道失血。婴儿食品可以加入铁剂强化。

添加补充铁剂是治疗缺铁性贫血的关键。铁剂须在两餐之间服用,以减少对胃肠道的刺激。缺铁性贫血原因不同,首先应治疗原发病和注意预防,对婴幼儿应及时添加辅助食品,妊娠和哺乳期妇女要补充铁剂,添加含铁丰富的食物。

定期复查血红蛋白及网织红细胞,是了解血红蛋白恢复的关键。

（芮耀耀）

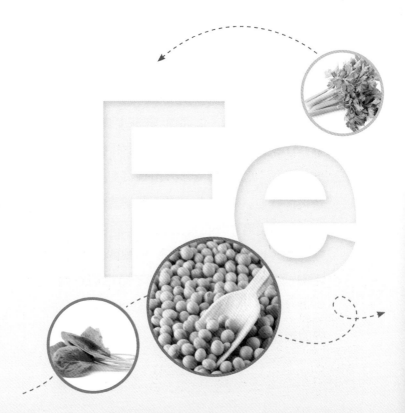

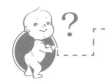

## 遗传性贫血是怎么回事？

遗传性贫血多与基因缺陷或突变有关,部分病人有家族史,如蚕豆病、地中海贫血、遗传性球形红细胞增多症、先天性红细胞生成异常性贫血、丙酮酸激酶缺乏症等。

遗传性贫血一般在幼年时就开始发病或有严重的新生儿黄疸病史,渐渐发展,时轻时重,儿童、青少年贫血应追问体格、智力发育史。既往"健康"的成年人出现贫血多提示为获得性贫血,但少数轻型甚至骨髓衰竭综合征可成年甚至老年才出现贫血。

遗传性贫血的病因复杂,常规的化验常不能明确诊断,对难以确诊的"不明原因贫血"应设法做基因学检查,以明确诊断,再进行正确的治疗。

（陆勤）

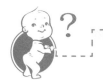

# 什么是地中海贫血？

又称海洋性贫血,据全国医学名词审定委员会规定应称为"珠蛋白生成障碍贫血"。是一种或多种珠蛋白链合成受阻或完全抑制,导致血红蛋白成分组成异常,引起慢性溶血性贫血。

根据不同类型的珠蛋白基因缺失或缺陷,而引起相应的珠蛋白链合成受抑制情况不同,可将地中海贫血分为 $\alpha$-地中海贫血、$\beta$-地中海贫血、$\&$-地中海贫血、$\gamma$-地中海贫血等。根据基因缺失情况和临床表现分为重型、轻型和中间型地中海贫血。

从地中海沿岸的意大利、希腊、马耳他、塞浦路斯到东南亚各国均是本病多发区。在我国的广东、广西、海南、云南、贵州、四川及中国香港等地区常见,发病率达 $10\% \sim 14\%$。

（芮耀耀）

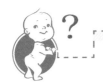

## 你知道什么是蚕豆病吗?

蚕豆病是进食蚕豆后发生的急性溶血性贫血。大多数是进食新鲜蚕豆所致,亦有母亲通过母乳使婴儿发病。并非每次进食皆发病,且与进食蚕豆量无关。

本病为性染色体不完全显性遗传病,基因定位于 X 染色体,好发于 1~5 岁男孩,男、女比为 7∶1,好发于中国南方地区如广东、四川、云南,发病率约为 6%~8%。

进食后 5~24 小时发病,表现为头痛、恶心、呕吐、腹痛、寒战和发热,血红蛋白尿、贫血、黄疸。发病后应立刻停止进食蚕豆,及时地水化、碱化,如无肾功能不全,一般 3~4 天可以自行恢复。

(方拥军)

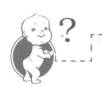

# 全身突然出现瘀斑、瘀点了，
## 怎么办?

孩子突然出现全身瘀斑、瘀点,往往是全身出血的表现。

您首先要限制孩子的剧烈运动,避免外伤。然后,要查看有无外伤及出血,如果有外伤及出血需要求助医师以及必要的止血或外科处理。无活动性出血需要进一步观察,同时注意补充维生素 C。

到医院后,需要查血小板计数及凝血功能,如果血小板计数明显低于正常,需要到血液专科就诊,进一步检查以查明原因并予以相应的治疗。如果凝血功能异常,如凝血活酶时间(PT)或活化部分凝血活酶时间(APTT)延长,需要进一步查各种凝血因子的活性,明确是遗传性或者获得性的凝血因子的异常,并予以相应的治疗。

（方拥军）

## 你知道正常人体是如何止血的吗?

正常人体的止血过程由血管壁、血小板及凝血系统参与。

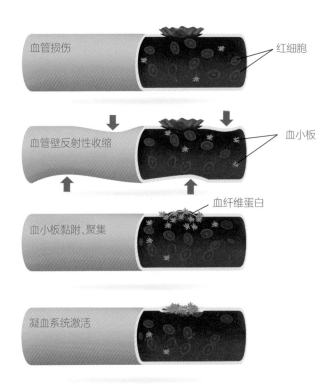

血管损伤 　　　　　　　　　　红细胞

血管壁反射性收缩 　　　　　　　血小板

血纤维蛋白

血小板黏附、聚集

凝血系统激活

✿ 血管壁反射性收缩可以使血管破裂处变小并同时减缓血流速度：首先血管收缩，限制受损血管出血；血管壁通透下降；血管内膜的促血栓与促凝作用；内皮细胞的抗纤溶活性增加。

✿ 血小板黏附、聚集：形成白色血栓，机械性堵塞血管破损处，其后血小板即发生黏附和聚集。黏附反应发生后，各种因子可诱导和强化血小板聚集反应，从而形成有效的血小板血栓"封闭"损伤的血管壁，防止过量的血液流失。

✿ 凝血系统激活：凝血因子在血液中是一系列无活性的酶原，被激活后产生瀑布样反应，是自行放大的正反馈过程，一旦激活一定进行到底。凝血过程的激活最终形成红色血栓，达到止血的目的。

（黄婕）

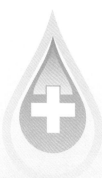

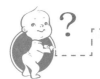

# 血友病是咋回事？

血友病是由于遗传导致机体缺乏凝血因子Ⅷ(FⅧ)、因子Ⅸ(FⅨ)而导致的出血性疾病。表现为终生轻微外伤后发生长时间的出血，其中最常见的为血友病 A 为 FⅧ缺乏，血友病 B 为 FⅨ缺乏。

血友病基因均定位于 X 染色体长臂末端，因此是 X 染色体连锁的遗传性疾病，故男孩发病，女性为携带者。

血友病的临床特点是延迟出血，外伤后出血不止。重型者可发生自发性出血。出血部位以皮肤、肌肉出血最为常见，关节腔出血次之。内脏出血虽然少见，但病情常常较重。

其中血友病 A 较血友病 B 更为常见，占 80%~85%。

（黄婕）

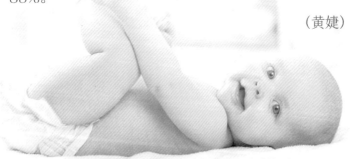

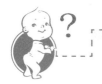

# 婴儿贫血时
# 为什么会出现肝脾大?

人类的血细胞,特别是红细胞和颗粒白细胞的生成,是在骨髓内进行,而胚胎期的造血活动是在肝脏和脾脏中进行的。

婴幼儿的骨髓均为红髓,可全量造血,但是其骨髓储备功能低下,在疾病或严重贫血需要增加造血时,骨髓代偿功能不足,肝、脾、淋巴结可恢复胚胎时期的造血功能称为髓外造血。表现为肝、脾、淋巴结肿大,外周出现有核红细胞或(和)幼稚中性粒细胞,感染和贫血纠正时,肿大的肝、脾、淋巴结可恢复正常。

(方拥军)

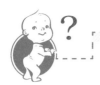

## 你知道什么是造血干细胞吗？
## 何为造血干细胞移植？

造血干细胞是具有自我复制和多向分化潜能的原始细胞，是所有造血和免疫细胞的起源，存在于骨髓、脐血及外周血中。

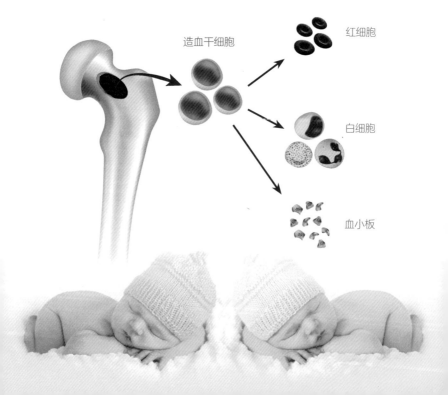

造血干细胞

红细胞

白细胞

血小板

造血干细胞特征如下:①高度的自我更新或复制能力;②可分化成所有类型的血细胞。其自我复制采用不对称的分裂:由一个细胞分裂为两个细胞。一个细胞仍然保持干细胞的一切生物特性,以保持其数量稳定。另一个增殖分化为各类前体血细胞,并释放到外周血中执行各自任务,这一过程永不间断。捐献干细胞对人是没有任何影响的。

造血干细胞移植,将自体或异体造血干细胞移植给受者,使受者重建正常造血及免疫。目前广泛应用于恶性血液病、非恶性血液病、遗传性疾病、恶性实体瘤、免疫缺陷或紊乱性疾病的治疗。造血干细胞移植包括骨髓、外周血干细胞、脐血干细胞移植。

(方拥军)

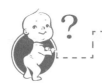

# 身上长了一个包块，
## 就是肿瘤吗？

豆豆现在 5 个月了，非常招人喜欢，可是最近豆豆妈妈特别烦恼，因为她在宝贝女儿右边脖子的地方摸到一个黄豆大的小包，和别的小朋友的妈妈聊天，有的说"没事，过几天就好了"，有的妈妈却说"这可不能掉以轻心，邻居家老张的孙女刚开始也是长一小包，一家人没有在意，结果越长越大，后来喘气、吃东西都费劲了，现在住院了，据说是肿瘤，不好治呢"……豆豆妈妈听着大家你一言我一语地聊，吓得都不敢想了，这是怎么回事？不会真的是肿瘤吧？需要开刀吗？吃什么药？

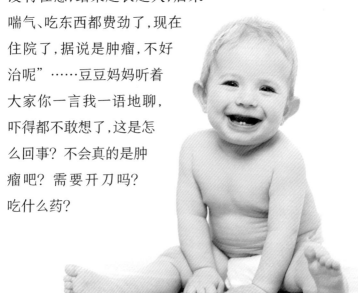

豆豆妈妈所说的"小包",医学上叫做"肿块"或"包块",是指身体任何部位组织或其间隙所发生的异常肿胀、膨大或隆起,不管大小、形状、坚实或柔软、活动或固定、单个或多个,均称为肿块,肿块分为良性和恶性,良性肿块可能是淋巴结肿大。如果是在颈部,那么经常出现在"感冒"、"喉痛"等之后,妈妈们大可不必紧张,吃点消炎药就会好转,有的肿块也可能是脂肪瘤、皮脂腺囊肿、纤维瘤等良性肿瘤,手术切除就可以了,如果肿块长得特别快,那妈妈们就不能迟疑了,赶紧去医院治疗了!

（王旭梅）

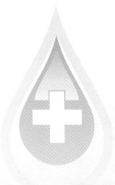

# 孩子皮肤有出血点就是血液病吗？

皮肤出血点是指皮肤、黏膜下出血，形成皮肤黏膜的红色或暗红色色斑，通常直径在 2 毫米以内者称出血点。

皮肤出血点形成的原因包括血管外因素、血管因素、血小板因素、凝血因子因素。

孩子皮肤有出血点并不一定是血液病，只有血小板因素或凝血因子因素所致的皮肤出血点才与血液病相关。而如呕吐、咳嗽所导致的张力性紫癜、过敏性紫癜所致的血管性出血并非血液病。

（芮耀耀）

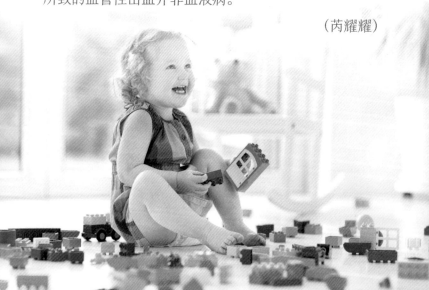

## 孩子淋巴结肿大是肿瘤吗?

经常有家长会为孩子颈部、耳后或下颌下等处出现肿大的"疙瘩"或包块而烦恼,担心孩子患了肿瘤。其实,如果淋巴结为黄豆或绿豆大小,可活动无触痛,不伴有发热等其他症状是正常现象。如果淋巴结直径超过1cm则考虑为肿大的淋巴结。感染是引起儿童淋巴结肿大最常见的原因,如呼吸道感染、口腔感染、中耳炎、风疹、EB病毒感染、结核感染等,随着感染得到控制,淋巴结也会逐渐恢复正常。只有极少数患儿淋巴结进行性增大,合并发热、消瘦、肝脾大等表现,抗感染治疗无效才需考虑恶性疾病,需进一步行彩超、淋巴结活检等辅助检查确诊。

(杨菁)

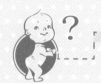

## 什么是白血病? 可以治愈吗?

白血病是血液中的白细胞发生恶变造成的"血癌"。由于病人血液中白细胞增多、在血中呈现白色,1847 年德国病理学家鲁道夫·魏尔啸将此病命名为"白血病"。白血病是儿童时期最常见的恶性肿瘤,发病率为十万分之三左右,即每年我国大约有 15 000 名儿童和青少年发生白血病,其中 75% 是急性淋巴细胞白血病,20% 为急性非淋巴细胞白血病,约 5% 为慢性粒细胞白血病。1970 年以前,白血病几乎是无药可治,谁患了白血病就等于宣判了死刑。但随着科学技术的发展,对白血病的研究越来越深入,许多新的化疗药物也被研制出来,白血病的治疗有了突破性的进展。20 世纪 80 年代以后,80% 以上的儿童急性淋巴细胞白血病、60% 以上的儿童急性非淋巴细胞白血病都能被治愈。

(郑胡镛)

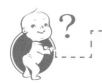

# 孩子为什么会得白血病？

遗憾的是,迄今为止,还没有找到引起白血病的直接原因。不过,科学家通过研究白血病的发病趋势和特点,认为白血病是机体易感性与环境相互作用的结果。环境的影响因素包括病毒、电离辐射、化学药物等。如日本广岛、长崎原子弹爆炸后,受严重辐射地区白血病的发病率是未受辐射地区的 $17 \sim 30$ 倍。不过在医学诊疗中,常规影像学检查使用的放射线剂量很小,没有发现诱发白血病的报道。化学因素中的杀虫剂、苯、甲醛、亚硝胺类、氯霉素等均可能诱发白血病。抗肿瘤的细胞毒药物如环磷酰胺、氮芥、依托泊苷、甲基苄肼等也可诱发第二肿瘤,所以治疗白血病要合理,不要过度治疗。

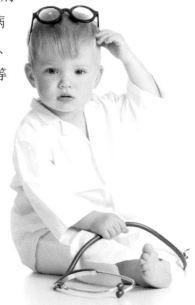

（郑胡镛）

## 如果得了白血病，会有哪些表现呢？

白血病的发生是由于恶变的白细胞(即白血病细胞)霸占了我们机体的造血工厂(骨髓)，使正常的红细胞、白细胞和血小板不能生长，相应的临床表现有贫血、感染和出血。贫血患儿面色苍白、乏力、不愿活动、头痛、头晕、食欲减低;感染最常见的表现就是发热;血小板减少时，就容易发生鼻出血、牙龈出血等。有些孩子还感到前胸和下肢疼痛，这是由于白血病细胞浸润胸骨和下肢骨所致。还可以出现腹胀、腹痛，这是由于白血病细胞浸润肝脾引起肝脾肿胀所致。这里必须强调的是，具有上述这些表现并不一定就是白血病。所以，当家长发现孩子出现上述不适表现时，千万不要给孩子乱扣"白血病"的帽子，应到医院进一步检查。

(郑胡铺)

## 儿童肿瘤的发生与遗传有关吗?

1岁的鑫鑫是一个活泼好动的小男孩,一出生就是胖嘟嘟的小家伙,平时胃口也很好,所以肚子经常是圆鼓鼓的,爸爸妈妈没引起重视。但是今年年初开始,鑫鑫却经常喊肚子疼,肚子鼓得就跟皮球一样大,带孩子到医院检查,结果竟然查出患上了神经母细胞瘤!鑫鑫爸爸特别不能理解,好端端的,孩子才1岁,来到这世上也没多久,怎么就得了这病? 难道和遗传有关吗?

目前认为引起肿瘤的相关因素有环境因素、物理因素、感染因素、免疫因素和遗传因素等。肿瘤不是遗传性疾病,但发现许多肿瘤都有相关的易感基因,使有基因的个体在相同的环境中比其他人更易患某种肿瘤。患儿获得易感基因有的是因为遗传,也有的是因为基因突变。但并不是有易感基因的患儿都会得恶性肿瘤,也不是家里有一个孩子得了恶性肿瘤,其他孩子就一定有易感基因。

（王旭梅　杨菁）

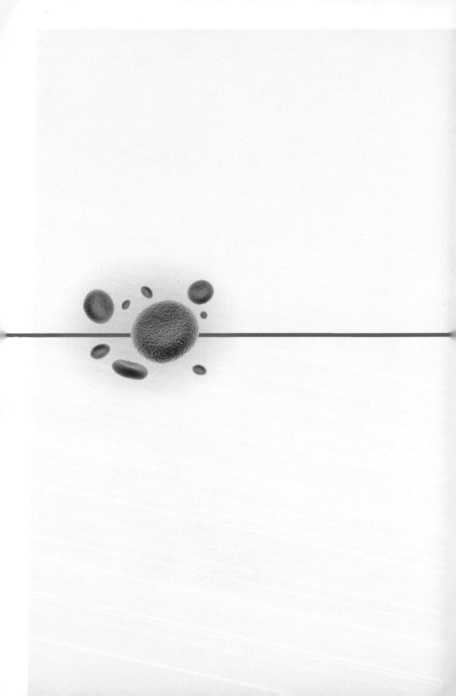

# PART 2

## 门诊健康教育指导

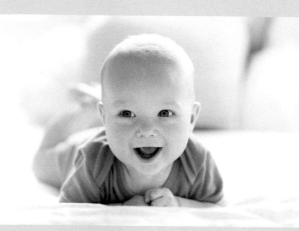

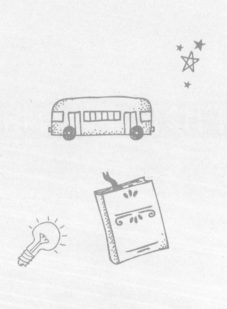

# 血液肿瘤患儿发生鼻出血
## 应该怎么办?

鼻出血又称"鼻衄",是指出血部位在鼻腔、鼻窦或鼻咽部,血液从前鼻孔流出,或经后鼻孔、鼻咽部,从口中吐出的临床病症。鼻腔黏膜血管丰富,各种刺激和疾病均可导致鼻出血,血液肿瘤患儿可能会因为血小板减少或出凝血障碍而发生鼻出血。多为一侧,也可出现双侧同时出血。鼻出血轻者仅为从鼻孔滴血,严重者出血量较大,甚至可出现胸闷、心慌、脉速无力、血压下降、出冷汗等休克症状。发生鼻出血应让患儿采取坐位或半卧位,出血较少时患儿自己或家长可用拇指和食指按压患儿鼻翼两侧 10～15 分钟,并张口呼吸,还可用冰袋冷敷前额部或鼻部。如果有血液流到咽部要及时吐出,以免刺激胃部引起恶心呕吐。采用上述方法无效时请专科医师做后鼻孔填塞,填塞后要少量多次饮水,以减轻因张口呼吸引起的咽部干燥感,注意保持口腔清洁,每天餐后生理盐水漱口,填塞物一般应在 72 小时内取出。不能将卫生纸、布条等塞入鼻腔止血。若止血效果不佳,应及时就医由专业医师进行止血及输注血制品的治疗。

(吴心怡)

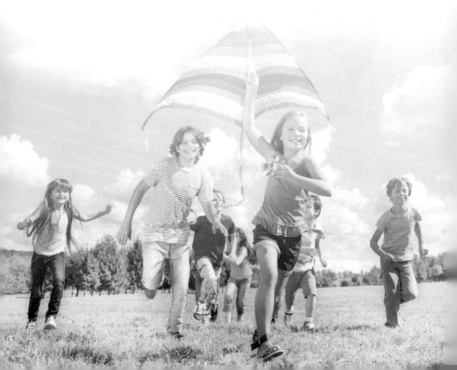

# 血液肿瘤患儿如何预防鼻出血?

应养成良好卫生习惯,尽可能避免抠挖鼻孔,尽量控制剧烈打喷嚏、咳嗽,控制不住的,在打喷嚏、咳嗽时可轻轻捏紧鼻翼。保持鼻腔黏膜湿润,天气干燥时可采用液状石蜡涂抹鼻腔,鼻子感到干燥不舒服时,可用温湿毛巾捂住鼻子,让鼻部的毛细血管能得到湿润,有条件者可采用鼻腔冲洗清洁鼻腔。北方地区空气干燥,可人工湿化室内空气,使室内保持一定的湿度,如在地上洒水、用湿墩布拖地,加湿器定时加湿,亦可在暖气或煤炉上放置水盆等。

患儿要选择适宜的活动项目,避免进行各种危险运动,以减少鼻部外伤的发生。饮食上要注意少进或忌食刺激性食物,日常多饮水,多吃富含维生素 C 以及纤维素的蔬菜和水果,保持大便通畅,避免用力排便造成鼻出血。如果患儿本身合并有鼻部疾病,应及时治疗。

(吴心怡)

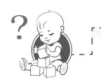

## 如何为休疗期的血液肿瘤患儿营造一个安全的家庭环境?

血液肿瘤治疗时间长,而且是按次序、分阶段进行的,在治疗的间歇期患儿会短暂回家休养,因此为患儿营造一个安全、清洁的家庭环境是十分重要的。首先保持居室环境清洁,空气清新,每天通风2次,每次30~60分钟,冬季开窗通风时让患儿到其他房间停留,避免着凉。定期用食醋熏蒸房间,也可用空气消毒装置消毒房间。保持寝具及床铺清洁,每周更换一次床单被罩,被褥在阳光下曝晒,晒被褥时要翻面,以保证消毒效果。患儿餐具、用物、玩具定期消毒,餐具可用热水煮沸的方式进行消毒,其他用物和玩具可以用消毒片(消毒片可以在药店购买)浸泡、擦拭,或在阳光下曝晒2小时以上。提高安全意识,将家中的不适宜孩子接触的危险物品妥善收纳,如刀、剪、药品、火机、尖锐多角的玩具等,年龄较小的孩子,家长要耐心看护,预防外伤出血。

(吴心怡)

# 血液肿瘤患儿休疗期间如何
# 安排患儿的日常生活?

✿　养成良好的生活习惯,作息要有规律,保持心情愉快,每天保证睡眠时间在 8 小时以上,避免长时间看电视、玩游戏、上网。

✿　适当进行户外活动,如散步、做操、骑小自行车、慢跑等,以增加机体的抵抗力。

✿　避免到拥挤的密闭空间,如超市、影院、商场等。

✿　每天用温水、分盆清洗会阴部及肛周、洗脸、洗脚,更换内衣,有条件的可以每天淋浴,保持皮肤清洁舒适,以减少体表的定植细菌,降低感染。

✿　每天早晚用软毛牙刷刷牙,餐后漱口,年龄较小的孩子可以采用漱口或家长用纱布擦拭口腔的方式清洁,冬季口唇干燥者可涂润唇膏保护。

🌼 饮食上注意膳食平衡,切忌暴饮暴食,膳食应富含蛋白质及维生素,避免辛辣食物,早餐可吃粥、馄饨、面条、鸡蛋、牛奶;午餐和晚餐可食用新鲜蔬菜、瘦肉、鱼类、豆制品、木耳、海带、虾等;两餐之间吃些去皮水果、果汁等。

🌼 保证饮食卫生,饭菜要深加工至熟透,生熟食物分开加工、盛放。不吃隔日、过期、变质食物、外卖熟食或从冰箱直接取出的食物。

🌼 餐具、厨具定期消毒,可采用消毒柜或煮沸消毒,洗碗布及厨房抹布也要消毒或定期更换。

(吴心怡)

# 血液肿瘤患儿休疗期间在医疗上应注意些什么？

✿ **严格遵医嘱服药**：孩子出院时医师会根据孩子的具体情况开一些出院带药，一定要根据医嘱严格按时按量服用。

✿ **每天注意观察患儿一般状况**：每天测体温，如体温在 37.5~38.5℃（无抽搐惊厥史）之间，多喝水或用冰袋、降温贴降温；如果体温在 38.5℃（有抽搐惊厥史者 38℃）以上，及时口服退热药并及时就医。注意观察皮肤是否有出血点、瘀斑、皮疹等，观察是否有血尿、黑便。注意观察患儿精神状况，是否感到肢体无力，剧烈头痛、呕吐伴视物模糊等。

✿ **按时门诊复查**：休疗期间需要监测血常规及门诊随诊，如患儿出现发热、出血、严重乏力、面色苍白、腹泻等症状请及时就诊。

（吴心怡）

## 血液肿瘤患儿携带外周中心静脉导管（PICC）出院要注意什么？

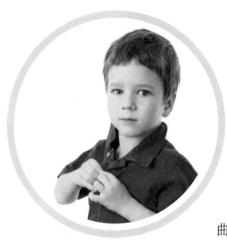

血液肿瘤患儿携带PICC是不影响正常的日常生活的，可正常吃饭、洗漱、洗澡、做家务、玩电脑等。但应避免使用此侧肢体负重及剧烈运动，避免长时间屈曲肘部，防止导管脱出或异位。穿脱衣袖时，动作应轻柔，穿衣时先穿置管侧肢体，脱衣时后脱置管侧肢体，患儿的衣袖不要过紧，以免导管滑脱。携带导管时可以沐浴，但应避免盆浴、泡浴。每次沐浴前用清洁保鲜薄膜包裹穿刺点上下至少10cm，外包一条小毛巾，小毛巾外再包裹保鲜薄膜，上下边缘用胶布紧贴，以防浸湿贴膜,洗澡后尽快用干毛巾擦干局部,如有潮湿或敷料粘贴不紧密应及时更换。

在置管的早期,穿刺侧手臂每天进行握拳、旋腕、轻拍上臂等功能锻炼,活动不便的患儿可使用温热水泡手,增加血液循环。患儿及家长应注意观察 PICC 导管穿刺点及静脉情况,如有红肿热痛应及时就诊 PICC 门诊。每周至少进行导管维护 1 次。注意保持敷料的清洁干燥,不要擅自撕下敷料,敷料如有卷曲、松动、潮湿应及时更换。如对透明贴膜过敏等原因而必须使用通透性更高的贴膜时,应相应缩短更换敷料的间隔时间。导管维护和使用须由医护人员完成。

(吴心怡)

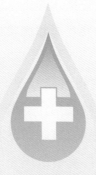

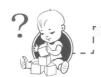

## 如何看凝血常规报告单?

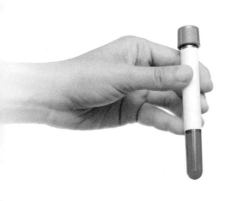

凝血常规是一组凝血因子的筛选试验,至少包括 PT、INR、APTT、Fbg、TT 五项。

PT(凝血酶原时间):正常值 10~14 秒,PT 延长提示先天性因子Ⅱ、Ⅴ、Ⅶ、Ⅹ缺乏和纤维蛋白原缺乏血症,获得性凝血因子缺乏血症(维生素 K 缺乏),血循环中存在抗凝物质;PT 缩短提示先天性因子Ⅴ增多症、药物影响、高凝状态和血栓性疾病。

INR(国际标准化值):正常值 0.82~1.15,INR 用于监测口服抗凝剂。其值越高,血液凝固所需的时间越长,可防止血栓形成。如 INR 值非常高时,就会出现无法控制的出血风险。延长见于先天性凝血因子Ⅱ、Ⅴ、Ⅶ、Ⅹ缺乏及纤维蛋白原缺乏,后天凝血因子缺乏主要见于维生素K缺乏、严重的肝脏疾病、纤溶亢进、DIC、口服抗凝剂等;缩短见于高凝状态和血栓性疾病等。

**APTT(活化部分促凝血酶原激酶时间):**正常值25~45秒,APTT延长提示因子Ⅷ、Ⅸ、Ⅺ、Ⅻ血浆水平降低,严重的凝血酶原、因子Ⅴ、因子Ⅹ和纤维蛋白原缺乏,纤溶活性增强,血液循环中有抗凝物质;APTT缩短提示高凝状态、血栓性疾病。

**Fbg(纤维蛋白原):**正常值1.8~4g/L,Fbg增高见于感染、血栓性疾病、恶性肿瘤、外伤等;Fbg降低提示原发性纤维蛋白原减少或结构异常,继发性纤维蛋白原减少,如DIC晚期、纤溶亢进、重症肝炎和肝硬化。

**TT(凝血酶时间):**正常值14~21秒,TT延长提示低(无)纤维蛋白原血症和异常纤维蛋白原血症,其中更多见于获得性低纤维蛋白原血症;肝素或类肝素抗凝物质,如肝素治疗、肿瘤和SLE等。原发性或继发性纤溶亢进时(如DIC),由于纤维蛋白降解产物(FDP)增多对凝血酶有抑制作用,可导致TT延长,血栓性疾病溶栓治疗时,血FDP增高和纤维蛋白原浓度减低,二者的变化均会使TT延长;TT缩短一般无临床意义。

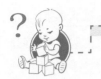

## 临床上如何看
## 凝血因子活性报告单?

根据实验室不同检测数值有些差异。常见凝血因子活性 Ⅱ、Ⅴ、Ⅶ、Ⅷ、Ⅸ、Ⅹ、Ⅺ、Ⅻ的活性均为(0.50~0.80)~(1.20~1.50)或(50%~80%)~(120%~150%)。

活性降低:

🌼 Ⅷ:C 降低见于血友病 A、血管性血友病、DIC 等;

🌼 因子Ⅸ:C 降低见于血友病 B、肝脏疾病、维生素 K 缺乏、DIC、口服抗凝药等;

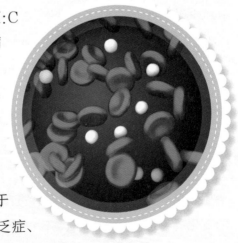

🌼 因子Ⅺ:C 降低可见于先天性Ⅺ因子缺乏症、

肝衰、弥散性血管内凝血等；

- 因子Ⅻ:C降低可见于先天性因子Ⅻ缺乏症等；
- 因子Ⅱ、Ⅴ、Ⅶ、Ⅹ降低，见于先天性凝血因子缺乏或获得性凝血因子降低，如肝脏疾病、维生素K缺乏、DIC、口服抗凝药及血液中存在抗凝物质等。

活性升高：见于血液高凝状态和血栓性疾病，如深部静脉血栓形成、肺栓塞、肾病综合征、妊娠高血压综合征、恶性肿瘤等。

（芮耀耀）

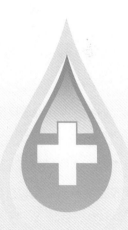

## 溶血性贫血要检查哪些内容？
## 如何看检查报告？

溶血性贫血是指由于红细胞过早、过多地破坏且超过骨髓造血代偿能力而发生的贫血。确认有无溶血性贫血主要是寻找有无红细胞破坏过多的证据和骨髓代偿增生的证据，故需检查血常规、网织红细胞、尿常规、血胆红素、肝脾 B 超等。

检查结果如显示红细胞计数、血红蛋白明显下降、网织红细胞增多、尿常规有血红蛋白尿或尿含铁血红素增高、间接胆红素增多、肝脾大则提示有溶血性贫血的可能。

（芮耀耀）

## 急性免疫性血小板减少症（ITP）就诊时的注意事项？

儿童 ITP 通常是一种良性自限性疾病。发病前 2 到 4 周常有病毒感染或疫苗接种史。

就诊时如果出血严重，应注意减少活动，避免外伤，明显出血时应卧床休息。避免应用使用影响血小板功能的药物，如阿司匹林等。

应以住院治疗为宜，有或疑有细菌感染者，积极预防及控制感染，酌情使用抗生素。治疗一般是止血对症，可使用丙种球蛋白和糖皮质激素治疗。

（芮耀耀）

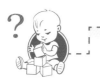

# 什么是血友病的预防治疗?

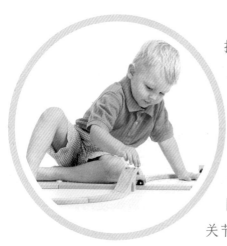

血友病的预防治疗是指通过定期预防性输注凝血因子制品,使重型血友病患者体内凝血因子水平长期维持在一定水平,以防止或减少出血的发生,预防治疗虽不能逆转已有关节病变及其他脏器的损害,但可以减少靶关节形成及关节病变的发生和进展,并提高患者生活质量,使重型血友病患者尽可能保持相对健康的状态,尤其儿童患者的生长发育能够正常进行。预防治疗需要持续应用才有效,一般指每年超过45周。也有为手术等特殊预防出血而开展的短期预防治疗方法。治疗方案有足剂量、中剂量和小剂量。需要定期评估并个体化调整治疗方案。

(黄婕)

# 慢性免疫性血小板减少症（CITP）是咋回事？

慢性免疫性血小板减少症起病隐袭，病程长，大于 12 个月，多见于学龄期儿童。由于患者血清中存在着免疫性抗体，使血小板存活期缩短，破坏增加，使得血小板减少。部分患者，巨核细胞也可能受到抗体的影响而发生量和质的改变。研究表明，抗体与血小板结合后与抗原提呈细胞（树突状细胞）的 Fc 受体结合，后者在共刺激分子 CD40 与 CD154 的协同作用下活化，释放多种细胞因子促进 CD4+T 细胞增殖，B 细胞的 Ig 受体识别血小板抗原并合成大量的抗血小板抗体。

临床表现为皮肤和黏膜出血，为持续性或反复发作性出血，约 30% 数年后自行缓解。治疗的目的在于预防和控制出血。脾切除可以取得部分疗效。二线治疗可以选用长春新碱、环孢素 A 等，也可以使用美罗华、霉酚酸酯甚至骨髓移植。

（芮耀耀）

## 慢性免疫性血小板减少症（CITP）的患儿如何进行家庭护理？

注意保暖,预防感冒等感染性疾病;咽喉等出现感染时,应及时就诊,尽快控制感染。

饮食要求高蛋白、高维生素、易消化,避免辛辣、油腻、煎炸、粗硬等刺激性食物,饮食宜软细。大便潜血阳性者进食半流食,消化道有明显出血者应给予流质饮食。有贫血者多食用含铁量丰富食物。

日常食疗可用花生衣15~50克,红枣5~10枚用水煎服。无糖尿病者还可加红糖适量。出血过多者,除用止血药物以外,可取鲜藕500~1000克,洗净、捣烂、榨汁

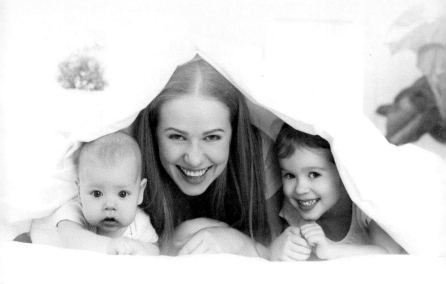

1~2碗代茶饮,有较强的清热、凉血、止血功效。

注意劳逸结合,适当运动,以散步为宜,避免剧烈运动和外伤。

患者血小板少于$(30\sim50)\times10^9$/L时,应避免手术、肌内注射、针灸、按摩推拿、刮痧、拔火罐、热敷等治疗。

（方拥军）

## 怎样能给血友病儿童营造一个安全的家庭环境?

对血友病患儿及家庭成员进行血友病相关健康教育,使其积极参与到患儿护理的各个方面。科学认知疾病本身,了解日常生活的问题和风险,掌握出血的处理。

发生急性出血时,能够根据患者的表现及疼痛部位确认出血部位,及时予以压迫、输注等处理。

患者应随身携带易于被看到的疾病诊断卡,卡内标明诊断,严重

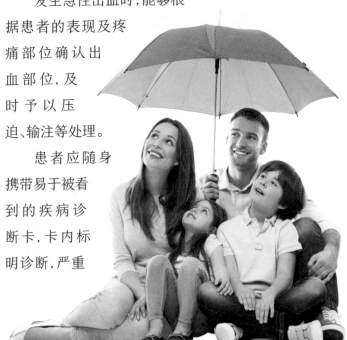

度,抑制物情况,使用的药品类型,提供治疗的医生和诊所的联络资料,这便于处理出现的急症和减少治疗前不必要的检查。

　　就居家环境而言,除一般儿童应注意的安全措施外,应尽可能考虑到家居设施减少外伤风险。比如,家具避免玻璃制品,家具的棱角加以包裹以减少碰撞后损伤,地面防滑等等都对减少患儿外伤出血有利。

(黄婕)

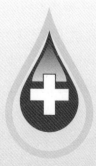

# 血友病如何进行家庭护理?

血友病是终生性疾病,家长要有充分的认识,给予患儿足够的关心,要树立患儿自信、自立、自强的生活观念,做好自我护理。可进行预防性治疗,减少年出血次数、提高生活质量。

发生出血后立刻输注凝血因子,早期治疗能缓解疼痛、减少功能障碍以及远期残疾,减少住院天数。

注意避免创伤,尽可能避免肌肉注射。家庭内做好各种安全防范,尽量避免使用锐器。无出血的情况下,做适当的运动。活动性出血时要限制活动,以免加重出血。关节出血时,应卧床,用夹板固定,放于功能位置,限制运动,可局部冷敷和用弹力绷带。出血停止、肿痛消失后,可作适当的关节活动,以防长时间关节固定造成畸形和僵硬。出血量较大导致贫血者,要加强贫血的护理。

(芮耀耀)

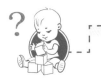

# 中重型血友病患儿
# 如何进行预防治疗？

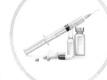

预防治疗是指为规律地定期给予凝血因子输注，以保证患儿的凝血因子维持于一定水平的治疗，治疗的目的是避免出血，从而保持或维持患儿身心健康状态。预防治疗有很多的治疗方案，国际大剂量方案为：血友病 A 患儿 F Ⅷ制剂 25～40U/kg，隔日 1 次或每周 3 次；血友病 B 患儿 F Ⅸ制剂 25～40U/kg，每周 2 次。还有中等剂量治疗方法。

受到中国目前的医疗、经济和药品的制约，许多中国的血友病 A 患儿应用了小剂量治疗方法：F Ⅷ制剂 10U/kg，每周 2 次；血友病 B 患儿 F Ⅸ制剂 20U/kg，每周 1 次；是不得已而为之的治疗方法，但仍然明显优于出血后的按需治疗方法。

无论何种治疗方法，均需要进行定期疗效评估及个体化治疗调整，以达最佳成本效益比。

（吴润晖）

## 血友病患者如何进行体育锻炼？

血友病患者并不是"玻璃人"。适度的运动可以锻炼机体的平衡能力，增强肌肉的力量从而减少外伤的发生和关节的损伤，并且可以提高患儿的自信心。

运动种类的选择应当以低碰撞运动为主，如高尔夫、游泳。不建议高碰撞运动如足球、橄榄球、拳击、摔跤等。其他运动还可以选择戴上防护器具骑自行车。

尽量参加有组织的体育活动，避免参加没有保护措施和缺乏监管的活动。

如果已存在病变关节，活动时需要尽量加以考虑和保护，避免再次不必要的损伤。在计划体育活动前血友病儿童及家属应当向医师咨询活动量是否适度，以及相关的保护及预防措施。

（黄婕）

## 为什么血友病患儿每次出血及治疗都要进行记录？

血友病年出血次数越少，生活质量越高。由于个体药物代谢的差异，同样预防治疗下，出血次数不尽相同。因此，记录出血次数是评估预防治疗成功的关键，以便及时调整给药时间及剂量。

血友病患儿每 6～12 个月需评估其凝血因子的使用情况、出血次数、骨骼肌肉的状态和生活质量。

预防治疗的患儿每半年必须测定是否有抑制物的产生，结合评判近期因子使用情况，是否有靶关节形成，是否有抑制物形成，为下一步治疗提供指导。

（黄婕）

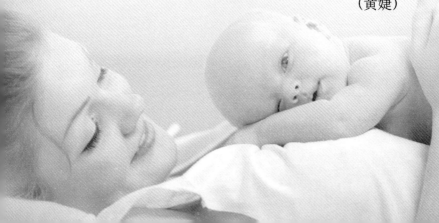

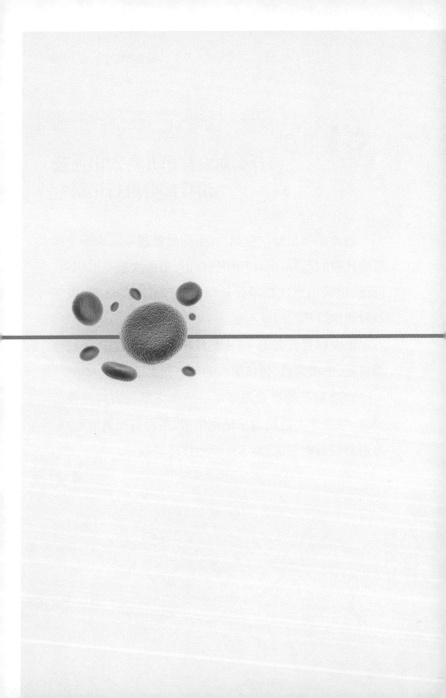

# PART 3

## 住院患儿健康教育指导

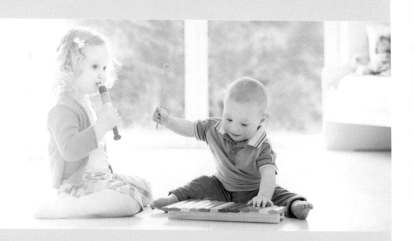

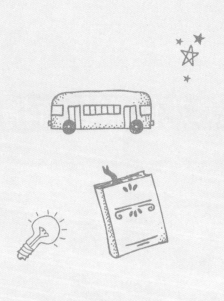

## 做骨髓细胞学检查（骨穿）对孩子身体有影响吗？

很多患儿和家长一听要进行骨髓检查就非常害怕，认为骨髓检查抽取骨髓液会损害人体的精髓，伤及元气，也有血液病患儿家长认为孩子本来红细胞、血色素就减少了，还要把造血的组织抽走，不愿进行这种检查，其实这种认识是错误的。骨髓检查所需的骨髓液是极少量的，一般为 0.1~0.3ml 左右，而人体正常的骨髓液总量约为 260ml 左右，可见骨髓穿刺检查时所抽取的骨髓液与人体总量相比是微不足道的，而且骨髓是人体再生能力很强的组织，骨穿后很快会有大量的细胞生成，一般不会因为"骨穿"影响骨髓造血功能和孩子的生长发育。

（吴心怡）

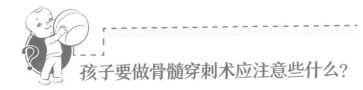

## 孩子要做骨髓穿刺术应注意些什么？

骨髓穿刺前一天，如身体状况准许，应洗澡并更换干净的内衣。如不能洗澡，请用温热毛巾将前胸、后背、臀部擦洗干净。骨髓穿刺当日请给孩子穿开衫，不要穿高领套头衣服，更换干净尿裤。骨穿当日可以喝水、吃饭，如还需要做其他检查，请遵守检查科室的要求。年龄小的患儿骨穿前不要给吃东西，防止孩子做骨穿时因哭闹、躁动引起呛咳，呕吐发生窒息。

做完骨穿后，需要家长按压穿刺部位上覆盖的方纱15～20分钟，如孩子血小板低、皮肤有出血点或哭闹不止，按压时间应延长至20～30分钟。骨穿后应保持穿刺部位的清洁、干燥。24小时后可将骨穿部位覆盖的方纱去除，但仍需要保持局部的清洁，防止感染。

（吴心怡）

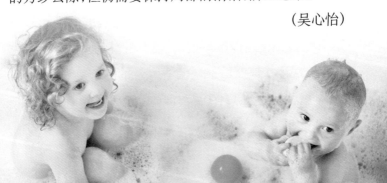

## 肿瘤患儿化疗前常常需要静脉植入 PICC 或输液港是为什么?

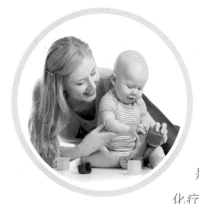

化疗(化学治疗)是利用化学药物杀死肿瘤细胞、抑制肿瘤细胞的生长繁殖和促进肿瘤细胞分化的一种治疗方式,绝大部分化疗药物是通过静脉途径给药的。

化疗药物毒性大、浓度高,而且反复静脉穿刺易使浅静脉血管内膜损伤、平滑肌痉挛、血栓形成,常引起不同程度的静脉炎。表现为沿静脉走向的条索状红线、血管压痛、后期血管变硬、色素沉着。有些化疗药物特别是发泡剂的外渗会导致局部皮肤、软组织的非特异性炎症,引起组织损伤和溃烂,局部可出现红肿起泡、烧灼疼痛、溃疡经久不愈、坏死,严重者可引起肢体功能障碍。因此临床上对病程长,治疗复杂,需长期静脉治疗或血管条件差的患儿多采用中心静脉导管装置,比如经外周导入中心静脉置管(PICC)、植入式静脉输液港(PORT)。由于中心静脉导管装置的末端一般终止在上腔静脉,依靠中心静脉的大流量、高流速的血液迅速稀释和播散药物,防止刺激性药物对血管内膜的损伤。同时中心静脉导管具有留置时间长、感染率相对低、间隔期间维护需求小及对日常生活的限制少等优越性。因此,在化疗前建立一条长期、安全的中心静脉通道,不仅可以减轻因反复穿刺给患儿及家长带来的痛苦,更重要的是保证了化疗的顺利实施及各种静脉液体的供给。

(吴心怡)

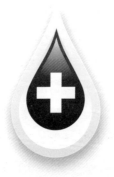

# 血液肿瘤患儿应用输液港时应注意什么？

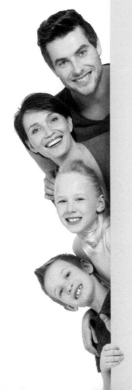

植入式输液港（PORT）是一种可以完全植入人体内的静脉输液器材，主要由供穿刺的注射座和静脉导管系统组成，可用于输注各种药物、补液、营养支持治疗、输血、血样采集等。静脉输液港需要由专业护士维护，建议出院休疗期间，每4周到医疗单位维护一次，非专业人员请勿直接使用与维护。植入静脉输液港患儿不影响从事一般性日常活动及轻松运动，但应避免提过重的物品、过度活动等。应用输液港期间应保持局部皮肤清洁、干燥，勤洗澡更衣。注意观察输液港周围皮肤有无发红、肿胀、灼热感、疼痛等炎性反应,如有异常及时联络医生或护士。避免重力撞击、敲打、挤压、用力推置港座部位。做 CT、MRI、造影检查时,严禁使用此静脉输液港做高压注射造影剂,防治导管破裂。如肩部、颈部出现疼痛及同侧上肢水肿或疼痛等症状,应及时返院检查。患儿家长应记住植入静脉输液港的厂家及型号,便于追溯。

(吴心怡)

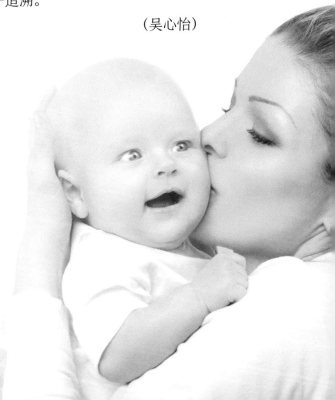

## 腰穿和鞘内注射是怎么一回事?

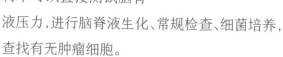

腰穿即腰椎穿刺术,主要是为某些疾病的诊断而吸出少量脑脊液进行实验检查而采用的一种方法。通过腰椎穿刺术可以直接测试脑脊液压力,进行脑脊液生化、常规检查、细菌培养,查找有无肿瘤细胞。

鞘内注射是指通过腰椎穿刺将不易通过血 - 脑屏障的药物注入蛛网膜下腔从而达到预防和治疗疾病的目的。血液肿瘤患儿鞘内注射化疗药物,可以提高脑脊液内的药物浓度,起到治疗或预防中枢神经系统白血病发生的作用。

(吴心怡)

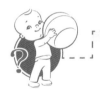

**你知道鞘内注射时
应该如何配合医生吗？
鞘内注射后应该注意什么？**

小年龄患儿家长可在药房购买利多卡因乳膏，于"腰穿"前30~60分钟外敷在穿刺部位，可减轻疼痛及紧张情绪。操作前协助患儿排空大小便，小患儿穿好纸尿裤。

"腰穿"的部位在脊椎腰段第3、4腰椎间隙或者第4、5腰椎间隙，为使"腰穿"顺利进行，较大患儿要尽量配合医生，放松，体位要正确，使腰椎间隙增大以利于腰椎穿刺，患儿侧卧，双手抱膝双膝紧贴胸腹部，头向前屈，靠近双膝，腰部向后突出，呈"虾"状，在医师进针瞬间憋住气，操作时不要晃动身体，避免咳嗽，以防针尖碰到神经或针头断裂造成严重后果。

穿刺后需要去枕平卧，平卧时间应遵医嘱。为防止患儿因呕吐引起窒息，平卧期间避免或减少进食。腰椎穿刺后要保持穿刺部位清洁、干燥，防止污染。

（吴心怡）

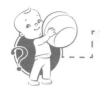

# 骨髓活检与骨髓穿刺涂片
# 有什么不同？

骨髓活检是骨髓活体组织检查术的简称，与骨髓穿刺涂片均是了解骨髓象的一种检查方法，但是活检对骨髓状态的认识更加细致、全面。骨髓活检就是用一个特制的穿刺针取一小块大约0.5~1厘米长的圆柱形骨髓组织来做病理学检查，操作方法与骨髓穿刺术完全相同，取出的材料保持了完整的骨髓组织结构，能弥补骨髓穿刺涂片的不足。骨髓穿刺检查在大部分患者中可以成功，但是如果遇到了"干抽"现象，就无法诊断。骨髓活检取材大，不但能了解骨髓内的细胞成分，而且能保持骨髓结构，恶性细胞较易辨识，便于病理诊断。骨髓活检比骨髓涂片能更准确地反映骨髓增生程度，以及发现骨髓浸润，而骨髓涂片能很好地反映细胞形态，二者联合检查可以提高诊断的准确性。

骨髓涂片和骨髓活检各具优缺点，互为补充，联合检查可以提高对多系造血细胞减少诊断的准确性。

（吴心怡）

# 哪种情况需要紧急输血？
# 输血有哪些危险？

输血是指将血液或血液制品通过静脉输注给病人的一种治疗方法，在临床上应用广泛。

急性大量失血、外科手术、严重贫血、重度血小板减少（伴有出血倾向）和重度凝血因子缺乏时需要紧急输血。

输血过程中最常见的一般性风险有：

❀ 发热：多数 1~2 小时后缓解；

❀ 过敏：皮肤红斑、风团疹和瘙痒。

严重甚而可危及生命的风险有：

❀ 传播肝炎、巨细胞病毒、梅毒、艾滋病等感染性疾病；

❀ 溶血反应；

❀ 败血症；

❀ 感染性休克；

❀ 过敏性休克。

（周莉）

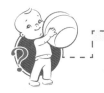

# 你知道什么是
# 再生障碍性贫血吗？

一般指获得性再生障碍性贫血，是一种或多种原因引起的不同程度的骨髓造血功能低下，表现为外周血象中的红细胞、白细胞和血小板减少，具有潜在的转化骨髓恶性增殖性疾病的一组综合征。

按病因可分为先天性和获得性再障两大类。按病情严重程度可分为非重型、重型和极重型再障。

电离辐射、化学物质、药物、病毒感染等可能与再障的发生有关，但均无确切的依据。

（周莉）

## 先天性骨髓造血衰竭综合征是怎么回事?

先天性骨髓造血衰竭综合征:是一种少见的遗传性异常的异质性疾病,因骨髓造血干细胞增殖、分化障碍及造血微环境异常所致,是以外周血细胞减少、易合并癌症倾向及先天畸形为表现的一组疾病,常见的如范科尼贫血(FA)、先天性角化不良(DC)、Shwachman-Diamond综合征(SDS),先天性巨核细胞性发育不良血小板减少(CAMT)、Diamond-Blackfan 贫血(DBA),确诊需要结合实验室检查及特异的基因突变测定。

免疫抑制治疗包括抗淋巴细胞球蛋白(ATG)和环孢素 A 均无疗效时,造血干细胞移植是有效的治疗方法,但该类患者对细胞毒性药物耐受较差,移植前预处理方案要减弱。

(周莉)

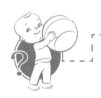

# 再生障碍性贫血如何治疗？
# 一定要做骨髓移植吗？

再生障碍性贫血一旦确诊,要及早治疗。

一般性对症治疗:

✿ 成分输注红细胞和血小板;

✿ 避免感染;

✿ 避免剧烈活动,防止外伤及出血;

✿ 尽量避免接触对骨髓有损伤作用的药物;

✿ 注意饮食和口腔卫生,定期应用消毒剂(如西吡氯漱口水、盐水等)清洁口腔等。

分型治疗:根据病情危险度分型可选用不同的治疗方案。

✿ 非重型再障可以口服环孢素 A;

✿ 重型再障和极重型再障首选同胞全相合的异基因造血干细胞移植,次选免疫抑制治疗(包括抗淋巴细胞球蛋白和环孢素 A),无效者仍需要异基因造血干细胞移植。

(周莉)

## ATG 治疗再生障碍性贫血注意事项？如何观察疗效？

ATG(抗淋巴细胞球蛋白)是治疗再障关键药物，会引起发热、寒战、肌痛、一过性血小板减少、血清病反应、感染和出血。

用药第一天多有中高热，给予暂停输注、退热药和激素治疗，都能缓解，不影响治疗。

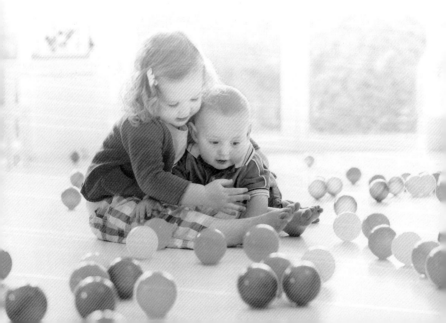

用药结束 1~4 周可有血清病反应,表现为发热、皮疹、关节酸痛,少数有血尿和血小板减少,治疗仍选用激素对症处理为主。

要注意监测血常规,及时输注血小板,预防和控制感染。

ATG 用药后一般 3~6 个月起效,通过外周血象来评价。标准如下:

❀ 如果中性粒细胞绝对值 $>1.5\times10^9$/L,血红蛋白 $>110$g/L,血小板 $>100\times10^9$/L,脱输血达 3 个月以上,就是疗效特别好,称为"完全缓解(CR)";

❀ 如果中性粒细胞绝对值 $>0.5\times10^9$/L,血红蛋白 $>80$g/L,血小板 $>20\times10^9$/L,脱输血达 3 个月以上,称为"部分缓解(PR)";

❀ 如果没有达到上述指标,则称为"未缓解(NR)",这类病人需做异基因造血干细胞移植。

(周莉)

### 再生障碍性贫血使用环孢素注意事项？如何看血药浓度？何时减停药物？如何减停？

环孢素的主要不良反应为消化道症状、齿龈增生、色素沉着、肌肉震颤、肝肾功能损害，极少数患儿可发生头痛和血压增高，但大多症状轻微或对症处理后症状减轻，必要时可替换为环孢素 A 剂型或选择其他免疫抑制剂。环孢素口服起始剂量为 5mg/（kg·d），分早晚两次口服。

服药期间应定期监测血药浓度、肝肾功能和血压等。服药 2 周后监测环孢素 A 血药浓度，建议全血药物谷浓度维持在 100～200ng/ml，在保持药物谷浓度的前提下尽量将药物峰浓度维持在 300～400ng/ml。

疗效达平台期后 12 个月方可减量。应按原剂量的 10%～20% 递减，每 3 个月减量 1 次。减量期间密切观察血象，如有波动需慎重减量。一般环孢素 A 总疗程应在 2～3 年，减量过快可能增加复发风险。

（周莉）

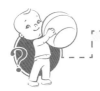

# 为什么诊断溶血性贫血
# 需要许多步骤?

　　溶血性贫血病因复杂,诊断需要结合家族史、药物史,年龄,临床表现和实验室检查,且实验室检查有假阳性和假阴性,为避免漏诊和误诊,需要进行反复多步骤和多次的测定:

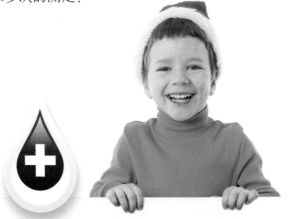

　　✿ **确定溶血的存在**:需要有红细胞破坏证据(血红蛋白及红细胞减少、间接胆红素升高、尿胆原阳性等)、代偿增生证据(网织红细胞增多、骨髓粒红比倒置等)。

⚙ **判断溶血的发生部位**：血管外溶血指红细胞在以脾脏为主的单核 - 吞噬细胞系统直接破坏的溶血性贫血，多数是遗传性、慢性溶血；而温抗体性免疫性溶血性贫血属于血管外溶血；血管内溶血是红细胞在血管内直接被破坏的溶血性贫血，包括先天疾病中 G-6-PD 酶缺乏以及多种获得性的冷抗体型的免疫性溶血性贫血。

⚙ **确定溶血的病因**：红细胞内在缺陷(包括红细胞膜、细胞内各种酶和血红蛋白异常)和外在异常因素(包括自身免疫性抗体、感染、药物或化学品等)均导致红细胞破坏加速并超过骨髓代偿功能而发生的贫血。全套溶血检查有助于明确诊断。

(周莉)

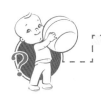

# 营养性缺铁性贫血的饮食及
# 补铁治疗的注意点?

饮食治疗:缺铁性贫血需要进食富含铁元素的食物,食品中含铁最高的是黑木耳、海带和肝,其次为肉类、蛋类和绿叶蔬菜,奶类含铁量较少。不过,黑木耳、海带、蔬菜中的铁不易吸收,需要与油、肉类食物一起烹饪才能提高铁的吸收。母乳含铁量不高,但吸收率极高。如果是足月产的婴儿,且母亲怀孕期间没有贫血,会给孩子体内留下供生后6个月使用的储存铁。因此,6个月

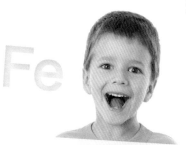

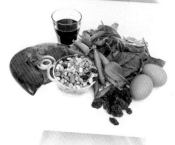

内母乳喂养的婴儿很少发生缺铁性贫血。牛乳含铁量低,且不易吸收,故牛乳喂养儿必须及时添加辅食。

药物治疗:

✿ 口服铁剂宜在两餐之间以减少胃肠道刺激,与维生素C同时服用可以促进铁的吸收,要避免与茶或牛奶同时服用,以免影响铁的吸收。

✿ 如果口服铁剂恶心、呕吐或胃部不适症状过于强烈,且贫血严重者可改用铁剂注射。补铁后应观察网织红细胞及血红蛋白的上升。网织红细胞2天后即开始上升,7天达峰。血红蛋白2周开始上升,1~2个月到正常水平。如果口服3周无效,应考虑诊断错误或其他原因。

(周莉)

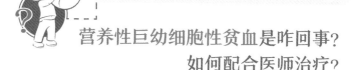

## 营养性巨幼细胞性贫血是咋回事？
## 如何配合医师治疗？

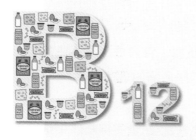

营养性巨幼红细胞贫血是因缺乏维生素$B_{12}$或叶酸所致，外周血表现为大细胞正色素性贫血，骨髓出现幼红细胞巨幼变的造血特点。主要由于喂养不当、生长发育过快需要量增多或者各种疾病致吸收障碍和消耗增多。

外源性补充维生素$B_{12}$和叶酸的同时要积极配合医师：

🔅 纠正患儿素食、偏食不良习惯；

🔅 母乳喂养患儿要调整和增加母亲营养；

🔅 婴幼儿及时添加辅食。

（周莉）

## 什么是自身免疫性溶血性贫血？

正常情况下，机体的免疫系统能够识别自身组织，但是在免疫调节功能紊乱时，产生的自身抗体和(或)补体吸附于红细胞表面，通过抗原抗体反应加速红细胞破坏而引起的一种溶血性贫血。自身免疫性溶血性贫血可根据抗体作用于红细胞膜所需的最适温度，可分为温抗体型和冷抗体型。

主要原因是免疫功能紊乱：患者有抑制性 T 细胞减少和(或)功能障碍，辅助性 T 细胞功能正常或亢进，相应 B 细胞产生自身抗体增多。

临床表现为溶血性贫血的表现：贫血、黄疸、肝脾大、血红蛋白尿。

(周莉)

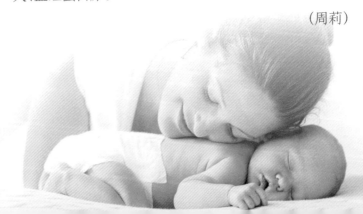

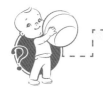

# 什么是溶血危象，
# 如何配合医师处理？

溶血危象指因短期内红细胞溶破骤增超过骨髓的代偿能力而出现血红蛋白急剧下降、严重贫血乃至危及生命的临床急症。可有严重的腰背及四肢酸痛，伴头痛、呕吐、寒战，随后面色苍白和黄疸，是由于溶血产物对机体的毒性作用所致，更严重者有周围循环衰竭。由于溶血产物引起肾小管细胞坏死和管腔堵塞，最终导致急性肾衰竭。

在此类患儿的抢救过程中，快速有效地终止自身免疫性溶血发作、合理紧急输血可挽救自身免疫性溶血性贫血患儿生命，但需要血库进行交叉配血分析，以获得尽可能减少进一步导致免疫溶血的血源。

家长应尽量了解该病的治疗原则，不宜慌乱，一定要保持积极的心态，听从医嘱，积极地配合治疗。

（周莉）

# 激素治疗自身免疫性溶血性贫血注意事项?

糖皮质激素剂量:泼尼松2mg/(kg·d),口服4周,如有效则继续服用,在血红蛋白稳定正常水平1个月后,然后缓慢减量,总疗程8~10个月。

糖皮质激素可能影响生长发育和导致钙代谢异常,使用时应同时可予补钙;同时长时间地使用激素应该注意防止消化道出血,故需要使用$H_1$受体激动剂。如出现感染、高血压、应激性溃疡、无菌性股骨头坏死等不良反应要及时就医处理。

(周莉)

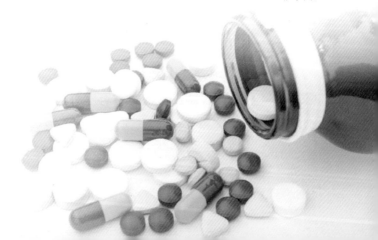

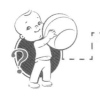

## 你知道遗传性溶血性疾病
## 有哪些类型？

溶血性贫血表现为贫血、黄疸、脾大(部分血红蛋白尿)。最常见的疾病类型如下：

**遗传性球形红细胞增多症**：由于红细胞膜的先天缺陷。多为常染色体显性遗传，少数为常染色体隐性遗传。临床上贫血程度不一，伴有反复黄疸，脾脏肿大。外周血或骨髓小球形红细胞增多，超过10%；红细胞渗透脆性增加。

**地中海贫血**：由于珠蛋白基因的缺陷，导致血红蛋白的组成成分异常。临床上贫血症状轻重不一，多为慢性进行性溶血性贫血。有间接胆红素正常或升高，血红蛋白电泳异常，红细胞渗透脆性下降,基因分析有助于明确诊断。

葡萄糖-6-磷酸脱氢酶(G-6-PD)缺乏症:由于G-6-PD基因突变而发生的溶血。最常见的是蚕豆病,多见于男孩,在新鲜蚕豆上市的季节,进食了蚕豆或蚕豆制品在24~48小时内出现急性溶血,持续1周左右。婴儿在母亲食用蚕豆后哺乳亦可发病。

(何璐璐)

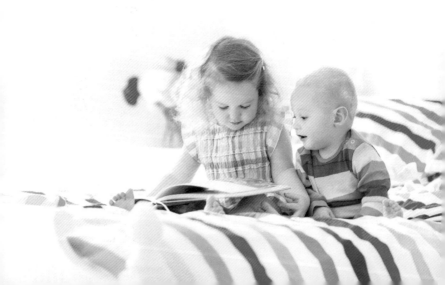

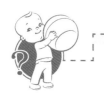

# 如何治疗
# 遗传性球形红细胞增多症?
# 为何切脾意义重大?

遗传性球形红细胞增多症没有特效治疗的药物,切脾是唯一有效的治疗方法,但尽可能在5岁后进行。平时应注意避免感染、劳累和情绪紧张等加重贫血的因素。对于轻中型贫血可以观察,定期检测血红蛋白,适当输注红细胞。当贫血严重或发生溶血危象时应该进行红细胞的输注。

注意多次输血会导致铁负荷过重,要定期监测铁蛋白,如果铁蛋白超过 $1000\mu g/L$ 则需使用铁螯合剂进行驱铁治疗。

对于重型的且为常染色体显性遗传的患儿,5岁后可以考虑脾切除治疗。该手术只能缓解症状,纠正贫血,避免发生溶血危象和再生障碍危象,但是不能根除先天性红细胞膜的缺陷。

(何璐璐)

## 地中海贫血如何诊断？
## 如何区分轻、中和重型，如何治疗？

地中海贫血的诊断：多表现为贫血、黄疸和脾大。实验室检查主要依靠血红蛋白电泳和基因分析。血红蛋白电泳表现为中间型和重型 β 地贫患者 HbF 升高，轻型患儿可仅有 $HbA_2$ 升高。基因分析可以检测基因突变的位点或缺失，可作为确诊依据，但国内开展较少。其他如外周血小细胞低色素性改变；血生化总胆红素升高，间接胆红素升高为主；红细胞渗透脆性下降也是其特点。

临床上有 α 地贫及 β 地贫两种类型。因 α 地贫重者多于胎儿期死亡或娩出后即死亡，而轻者一般无需特殊治疗，所以临床上提及的治疗是针对 β 地贫患者。产前诊断是预防和控制地贫的主要方法。

（何璐璐）

# 地中海贫血如何分型与治疗？

地中海贫血可分为轻、中、重三型

**轻型：**多无症状或仅表现为轻型贫血，脾不大，预后好，可活至老年。

**中型：**婴幼儿期可出现中度贫血，脾脏轻度或中度肿大，预后好，对生长发育影响较小。

**重型：**多在婴儿期就出现贫血症状，且随年龄增长症状逐渐加重，表现为面色苍黄，肝脾大明显，1岁以后出现特殊的面容。如果不进行治疗，多于5岁前死亡。

**治疗：**只有中型和重型才需治疗。

**中型：**贫血严重时输血治疗，5岁以后患儿还可以考虑脾切除。

**重型：**输血配合驱铁治疗。输血主要是指高、中量输血治疗。每3~4周输血一次，使血红蛋白维持在90g/L以上，维持正常生长发育和防止骨骼病变。铁负荷过重时要进行驱铁治疗。骨髓移植是可根治重型地贫的方法。

（何璐璐）

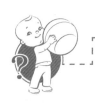

## 地中海贫血为啥会有特殊面容，为何发生肝、脾大?

重型 β 地中海贫血又称 Cooley 贫血。因为溶血导致红细胞的破坏增加,且不正常的红细胞携氧能力差,因此骨髓就会代偿性增生导致骨骼变大,髓腔增宽。1 岁以后患儿常伴有特殊面容。表现为头颅变大,额部隆起、颧高、鼻梁塌陷、两眼距离增宽。

肝脾大的原因:红细胞不正常,引起脾脏内吞噬细胞的破坏,造成其增殖而脾脏会明显肿大。当脾大明显并发脾功能亢进又会导致肝脏肿大。此外,反复输血后铁负荷过重,沉积在肝脏也会有肝大。

(何璐璐)

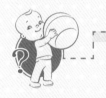

# 蚕豆病人
# 日常生活中要注意哪些?

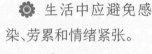

✿ 生活中应避免感染、劳累和情绪紧张。

✿ 避免进食新鲜蚕豆及蚕豆制品,或接触蚕豆花粉。

✿ 尽量避免使用氧化剂,如伯喹啉类药物、磺胺类药物、解热镇痛药、呋喃坦叮等药物。

✿ 平时注意观察患儿面色及小便颜色,如有面色突然苍白、小便发红应及时就诊。

（何璐璐）

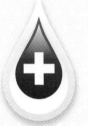

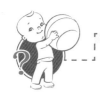

## 为啥蚕豆病病人以男孩为主？

G-6-PD 酶缺乏为 X 连锁不完全显性遗传，G-6-PD 基因位于 X 染色体上，由于男孩只有一条 X 染色体，只要 X 染色体上有 G-6-PD 基因缺陷就可发病。

女孩只有当两条 X 染色体上都有 G-6-PD 基因缺陷时才发病，而两条 X 染色体同时发生基因缺陷的几率明显偏低，故而男孩发病率高。

如果女孩仅有一条 X 染色体上有 G-6-PD 基因缺陷，那么其发病与否取决于 G-6-PD 基因缺陷的细胞在细胞群中所占的比例，因此临床上会有不同程度的改变，这也是蚕豆病重男轻女的原因。

（何璐璐）

## 哪些遗传性贫血需要做骨髓移植？

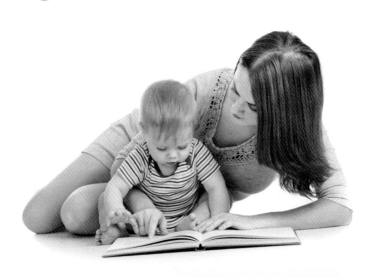

　　无法脱离输血的遗传性贫血是骨髓移植的适应证，如重型地中海贫血、丙酮酸激酶缺乏症皆需做异基因骨髓移植。

（何璐璐）

# 急性免疫性血小板减少症
# 通常表现在什么部位出血？

通常出血部位是皮肤和黏膜。皮肤出血多表现为针尖大小的皮内或皮下出血点，或是瘀斑，分布不均，通常以四肢为多。易于碰撞的部位如膝关节等，瘀斑亦多见。黏膜出血表现为鼻出血或齿龈出血。

其他少见的出血部位有消化道出血、泌尿道、呼吸道出血，严重的出现颅内出血而危及生命。

（何璐璐）

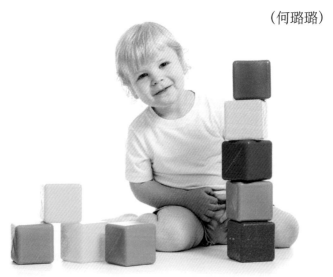

# 为什么急性免疫性血小板减少症（ITP）常用丙种球蛋白治疗，而一般不输注血小板？

单独大剂量丙种球蛋白单用或联合激素使用可以快速提升 ITP 患儿的血小板数量，缓解出血倾向，所以一般不需输注血小板。

急性 ITP 患儿体内已有大量血小板抗体产生，这时再输注血小板很快会发生抗原抗体反应而被破坏掉，输注的同时也会刺激机体产生更多的抗体来进一步破坏血小板。

只有发生颅内出血、急性内脏出血、鼻出血难以控制等危及生命或紧急手术需快速提高血小板水平的情况下，在应用大剂量激素或连用丙球蛋白的基础上才可以输注血小板。

（何璐璐）

# 何为慢性免疫性血小板减少症?

指血小板持续减少病程超过 1 年以上的 ITP 患者,一般出血症状相对急性 ITP 轻。特点是持续性出血或反复发作的出血,疾病缓解与发作交替出现。有的虽然临床没有出血症状,但血小板持续偏低,易在外伤后导致严重的出血,严重影响患儿生活质量。

（何璐璐）

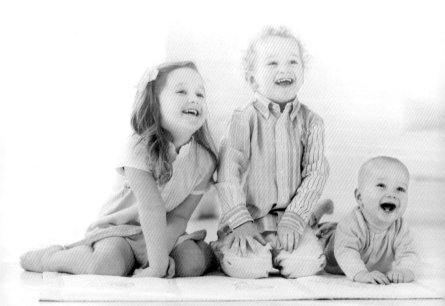

# 免疫性血小板减少症
## 使用激素治疗的剂量、时间及注意事项?

常用激素有泼尼松、地塞米松、甲基泼尼松等。

须在专科医师的指导下应用。泼尼松 $1\sim2mg/$ $(kg\cdot d)$,分 $2\sim3$ 次口服。症状严重的可静脉应用激素的冲击疗法:地塞米松 $0.5\sim2mg/(kg\cdot d)$;或甲基泼尼松 $20\sim40mg/(kg\cdot d)$,连用 3 天,症状缓解后减量并改为泼尼松口服。激素使用不超过 $1\sim2$ 个月,停药后复发者可再用激素治疗。

长期大量使用激素副作用较多,主要有满月脸、水牛背;高血压;应激性溃疡;高血糖;骨质疏松等。停药后副作用会逐渐消失,不能因为害怕副作用而突然停药、擅自减量服用。

注意事项:尽量不要长期大剂量服用激素,小婴儿避免使用地塞米松制剂。需定期检测血压、血糖、补充钙剂,如不能耐受激素或有严重副作用要停用。ITP 合并水痘患儿慎用激素;严重感染者在强力抗感染的基础上酌情使用。

(何璐璐)

## 切脾在慢性免疫性血小板减少症（CITP）治疗中的价值？哪种情况下可以进行？哪些情况下不宜切脾？

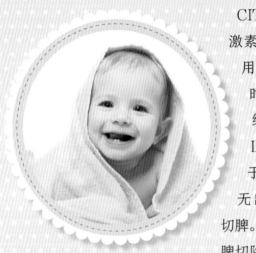

CITP 患儿大部分对激素和丙球蛋白再应用有反应，如果平时停药后血小板维持在 $30×10^9$/L 以上，或虽然低于 $30×10^9$/L，但无出血倾向不考虑切脾。

脾切除术使机体免疫功能受损，术后早期感染几率高，所以脾切除常是 ITP 患儿最后的选择。

目前 CITP 尚无特效药物治疗，且血小板主要在脾脏被破坏掉，所以 6～10 岁以上的慢性患者仅在出血倾向明显危及生命时，药物难以控制或长期依赖大剂量激素不能停药的可以考虑脾切治疗,脾切除术有效率约70%。

　　不宜切脾的指征:年龄偏小,尤其婴幼儿;骨髓巨核细胞增生偏低;非脾脏血小板破坏者,脾切除疗效差。

(何璐璐)

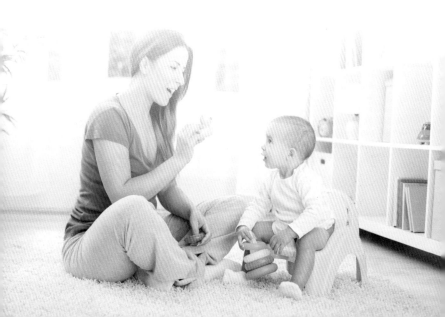

# 如何提高
# 慢性免疫性血小板减少症（CITP）
# 患儿的生活质量？

明明的血小板一直在$(10\sim30)\times10^9/L$左右波动，爸爸、妈妈不敢送他上学，非常担心他出血。

一般来说，血小板维持在$30\times10^9/L$以上时，相对安全，因此无需治疗。但有些患儿需要低剂量的糖皮质激素维持血小板数以减少出血风险，但长期应用会导致骨质疏松、影响生长发育，必须考虑加用钙。平常应注意避免感染、外伤及碰撞，尤其注意头部的自我保护降低颅内出血的风险；避免剧烈活动；当有明显出血倾向时需要积极治疗。

（何璐璐）

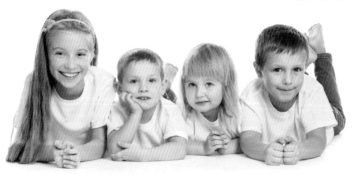

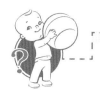

# 你知道血友病的遗传方式吗?

血友病是 X 染色体连锁的隐性遗传性疾病。男性患者含一条突变基因的 X 染色体,不能控制 F Ⅷ /F Ⅸ 正常合成;女性携带者如含有一条突变基因的 X 染色体,尚有另一条正常的 X 染色体,故不会发病,但其基因可以遗传给下一代,称为女性携带者。血友病表现为女性携带,男性发病。

按孟德尔遗传规律:

🌼 血友病患者与正常女子结婚,所生的儿子中无血友病患者,所生的女儿 100% 为血友病携带者。

🌼 正常男子与血友病携带者结婚,所生的儿子中血友病的可能性为 50%,所生的女儿血友病携带者的可能性也是 50%。

🌼 男患者与携带者女子结婚,他们所生的男孩中血友病的可能为 50%、正常人为 50%;女孩中携带者的可能为 50%、女性患者的可能为 50%。但这种几率只有 1/100 万。

（黄婕）

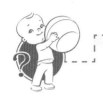

# 为什么没有家族史的孩子
# 也会患血友病?

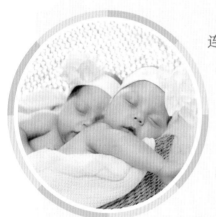

血友病是 X 染色体连锁的遗传性疾病,所以一般影响到母亲一方的男性,而在母亲一方的兄弟中有家族的出血史很常见。

但是,因为母亲一方的男性中仅 50% 有患病几率,且控制血友病的基因片段较长,故容易发生基因突变。且凝血因子Ⅷ和因子Ⅸ的基因很易出现新的突变,所以多达 1/3 的病人可以没有家族史。

(黄婕)

## 血友病患儿如何进行按需治疗及 预防治疗（凝血因子的剂量）？

**按需治疗**：即在需要时出血后输注凝血因子制剂进行替代治疗。血友病 A 患者输注 F Ⅷ制剂，临床上多用百分数表示因子水平，100% 相当于 1U/ml。每公斤体重输注 1U F Ⅷ能够提高水平 2%，输注 IU F Ⅸ能够提高水平 1%。应根据因子在体内的清除、代谢半衰期以及体内分布来计算替代治疗剂量，同时还应考虑出血部位和出血的严重程度等临床因素。F Ⅷ的半衰期约为 8～12 小时，而 F Ⅸ的半衰期约为 18～24 小时。治疗血友病出血时，应遵循尽早、足量和维持足疗程的原则。

**预防治疗**：为规律地定期给予凝血因子输注，以保证患儿的凝血因子维持于一定水平的治疗,治疗的目的是避免出血,从而保持或维持患儿身心健康状态。预防治疗有很多的治疗方案,大剂量方案为:血友病 A 患儿 F Ⅷ制剂 25～40U/kg,隔天 1 次或每周 3 次;血友病 B 患儿 F Ⅸ制剂 25～40U/kg,每周 2 次。还有中等剂量治疗方法。受到中国目前的医疗、经济和药品的制约,许多中国的血友病 A 患儿应用了小剂量治疗方法:F Ⅷ制剂 10U/kg,每周 2 次;血友病 B 患儿 F Ⅸ制剂 20U/kg,每周 1 次。无论何种治疗方法,均需要进行疗效评估及个体化治疗,以达最佳成本效益比。

(吴润晖)

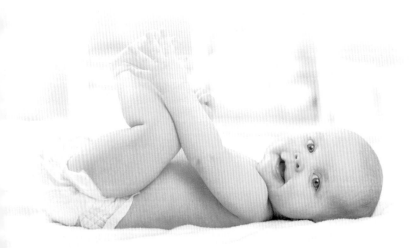

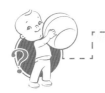

# 在预防治疗中如何避免抑制物的产生?

25%~30% 的重型血友病 A 和 1%~3% 的重型血友病 B 患者会产生抑制物。产生抑制物是多因素造成的,目前一直观点认为:存在产生抑制物的特殊基因突变(大片段丢失、无义突变等)和在前 20 个暴露日持续接触大剂量身体缺乏的凝血因子抗原是产生抑制物的高危因素。而规律的定期接受凝血因子浓缩剂治疗,即预防治疗,在超过 20 个暴露日后可以减少抑制物的产生。

血友病患儿产生抑制物的症状有:

💠 常用剂量的凝血因子浓缩剂无法迅速控制出血;

✿ 正常治疗的疗效越来越低；

✿ 出血越来越难控制。

新诊断的血友病患儿在接受凝血因子治疗的 <20～50 个暴露日是产生抑制物的高危期，应注意在此期间进行抑制物监测。

超过 50 个暴露日的血友病患儿则应当每半年进行一次抑制物筛查。

（吴润晖）

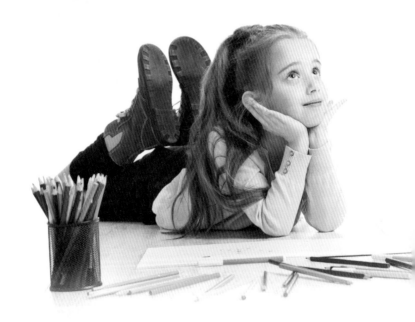

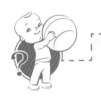

## 血友病孩子进行预防接种时
## 应注意什么?

血友病患者应该接种疫苗来避免与其他孩子一样可以获得的传染性疾病发生,同时,由于血友病孩子接触血制品的机会更多,因此更加应该接种乙肝疫苗类预防接种,以避免血源性病毒的传播。但是在疫苗接种时需要注意两个问题:

🔩　由于接种穿刺有造成出血的风险,因此,如进行预防接种需要采取三角肌皮下注射而不是肌内注射,采用较小针头,注射后局部按压、包扎压迫并密切观察 24 小时,或者在接种前一天进行凝血因子的预防注射,提高凝血因子含量,减少出血风险。

🔩　由于国外研究有报道预防接种与因子替代治疗如果同时进行,更容易使幼儿血友病患者出现抑制物,因此建议两者间隔、不在同一天使用。

（吴润晖）

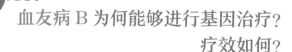

## 血友病 B 为何能够进行基因治疗？
## 疗效如何？

血友病为 X 染色体连锁隐性遗传病,传统治疗为终生凝血因子替代治疗。基因治疗为血友病的长期缓解和治愈带来了希望。

FIX 基因片段小,低水平表达即可明显改善出血,且靶组织或细胞选择广泛,具有良好的动物模型。所以血友病 B 的基因治疗进展最为迅速。目前最具有前景的载体为腺病毒相关载体(AVV),AVV 包装容量小,所以无法在血友病 A 的基因治疗中开展。

伦敦大学临床学院的临床实验报道,入

组 6 例无抑制物的重型血友病 B 患者接受三种剂量的 scAVV8 载体注射,所有患者体内 F Ⅸ:C 均可达治疗水平,无抑制物产生,并且未发现有针对 F Ⅸ基因的 T 细胞免疫反应。结果提示血友病 B 基因治疗研究取得了很大进展,后期进行更多的动物实验以验证其有效性及安全性,并谨慎、严格地开展大规模临床验证,为血友病 B 的基因治疗进入全新阶段和临床应用的实现打下基础。

（黄婕）

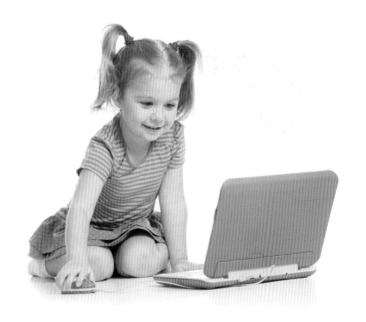

# 什么是高白细胞血症？

当白细胞 WBC>$100×10^9$/L 时,称为"高白细胞血症",多见于单核或粒单细胞白血病。高白细胞使血液瘀滞,易在小血管形成血栓或导致出血。中枢神经系统可发生颅内出血,肺部可因白细胞瘀滞发生呼吸衰竭。对高白细胞患儿应给予大量水化碱化治疗,年长患儿可行白细胞去除术。小剂量阿糖胞苷或联合羟基脲治疗可以降低白细胞。凝血异常时要给予充分的血小板和新鲜冰冻血浆输注。但应避免浓缩红细胞输注,因可加重高黏滞综合征。高白细胞患儿化疗后可出现肿瘤溶解综合征。

（郑胡镛）

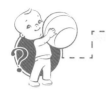

# 什么是肿瘤溶解综合征？

　　肿瘤溶解综合征是由于大量肿瘤细胞的溶解破坏、细胞内物质的快速释放,超过了肝脏代谢和肾脏排泄的能力,使代谢产物蓄积而引起的紧急和严重并发症。典型的表现为三高一低:高尿酸血症、高钾血症、高磷血症和低钙血症。可导致严重的心律失常、急性肾衰竭而危及生命。肿瘤溶解综合征往往发生在肿瘤负荷大的情况下,如高白细胞、肝脾浸润肿大和肿瘤瘤体较大等。肿瘤溶解综合征虽然是一种致命的并发症,但如果积极预防和治疗,还是能让绝大多数患儿渡过难关的。

（郑胡镛）

## 肿瘤的治疗方法有哪些?

目前肿瘤治疗的方法主要有化学疗法(简称"化疗")、放射疗法和手术治疗。儿童肿瘤中,白血病、淋巴瘤主要以化疗为主,实体瘤如神经母细胞瘤、视母细胞瘤、中枢神经系统肿瘤等,根据肿瘤分期选择治疗方法。

近来由于科学技术的发展,靶向治疗、免疫治疗、细胞治疗、基因治疗也开始应用于肿瘤治疗中,它们的优势在于最大限度地杀伤肿瘤细胞,同时最大限度地保护正常细胞,因而具有广阔的应用前景。

(郑胡镛)

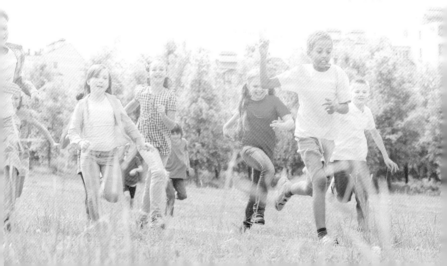

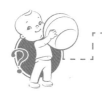

# 化疗药物的种类有哪些?

🌼 **烷化剂**:烷化剂的共同特点是有一个或多个高度活跃的烷化基团,在体内能和细胞的蛋白质和核酸相结合,使蛋白质和核酸失去正常的生理活性,从而损伤细胞,抑制癌细胞分裂。烷化剂因对细胞有直接毒性作用,故被称为细胞毒类药物。常用的烷化剂有氮芥、环磷酰胺、异环磷酰胺、白消安等。

🌼 **抗代谢类药**:这类药物与正常代谢物质相似,在同一系统酶中互相竞争,与其特异酶相结合,使酶反应不能完成,从而阻断代谢过程,阻止核酸合成,抑制肿瘤细胞的生长与增殖。常用的有甲氨蝶呤、氟尿嘧啶、双呋啶、阿糖胞苷、硫唑嘌呤、羟基脲等。

✿ **抗肿瘤抗生素**：是指由微生物产生的具有抗肿瘤活性的化学物质。通过抑制酶的作用和有丝分裂或改变细胞膜来干扰 DNA。常用的有阿霉素、表阿霉素、博来霉素、放线菌素 D 等。

✿ **植物类药物**：可以抑制有丝分裂或酶的作用，从而阻止细胞再生必需的蛋白质合成。主要有长春新碱、足叶乙苷、秋水仙碱、三尖杉酯碱、紫杉醇等。

✿ **激素类药物**：激素对许多肿瘤的发病和生长有密切的关系，调节激素平衡可以有效控制肿瘤的生长。

✿ **杂类**：另外一些化疗药物具有不同的作用机制，不属于上面几类。其中包括门冬酰胺酶和维 A 酸。

（吴心怡）

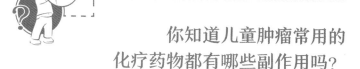

# 你知道儿童肿瘤常用的
# 化疗药物都有哪些副作用吗?

由于化学药物缺乏特异性,在杀伤肿瘤细胞的同时也会杀伤正常的细胞,特别是那些增生或代谢比较活跃的细胞,如皮肤黏膜的上皮细胞、毛囊、胃肠道黏膜上皮、肝细胞等,故可引起机体相应器官的损伤。

常见副作用有骨髓抑制:

✿ 主要表现全血细胞减低,即贫血、白细胞及血小板减低,患儿会出现皮肤苍白、发热、出血等症状;

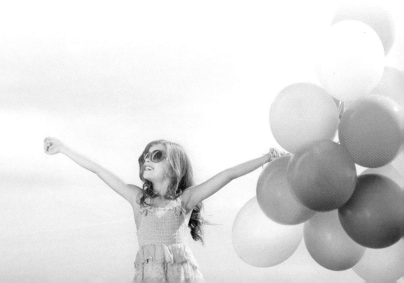

🌼 胃肠道反应:因为消化道黏膜细胞具有高度生长能力,对化疗药物高度敏感,而且化疗药物可刺激呕吐中枢,用药后数小时即可出现恶心、呕吐、腹泻等症状;

🌼 口腔黏膜炎:可出现口腔黏膜糜烂、溃疡等;

🌼 肝损害:通常表现为食欲减低、转氨酶升高、黄疸、出血;

🌼 心脏毒性反应:毒性反应主要为急性心脏损害、慢性蓄积性心脏病;

🌼 出血性膀胱炎:表现为轻重不等的血尿及尿急、尿频、尿痛等尿路刺激症状。

🌼 其他还可出现脱发、胰腺损伤、神经毒性等。

(吴心怡)

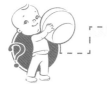

## 你知道放、化疗主要的副作用有哪些吗？怎样预防才能减轻孩子的痛苦？

化疗药物在肿瘤的治疗过程中,虽然杀伤了肿瘤细胞,但对人体正常细胞如骨髓细胞、胃肠道黏膜细胞、皮肤黏膜等也有相当程度的损伤。临床化疗过程中常出现的毒副作用有:骨髓抑制、胃肠道反应、脱发、免疫力下降、炎症反应、心脏毒性、肾脏毒性、肺纤维化、膀胱炎、神经系统毒性、肝脏毒性等。对于儿童来说,除上述的副作用还可能对体格发育及生殖细胞的发育

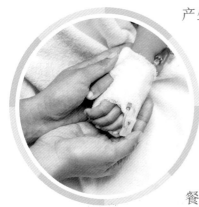

产生不良影响。但是大多数化疗的副作用对孩子身体的影响一般是较为短暂的，而且在一定程度上是可以预防和治疗的。例如，在化疗期间食用软食、易消化的清洁食物以及少食多餐就可减轻化疗的恶心、呕吐等胃肠道反应，如果配合镇吐药物则效果更佳。为了预防身体其他器官的损伤，可以通过饮水、输注大量的液体促进化疗药物的排出，应用保护心脏、肝脏、营养末梢神经等药物预防或治疗并发症。至于化疗引起的免疫力下降、身体虚弱及血细胞下降等副作用可以应用免疫疗法、促进血细胞生成和抗感染、支持治疗等疗法。与化疗相比，放疗的副作用主要表现在乏力、皮肤黏膜损伤、饮食下降、恶心、呕吐、发热、脱发及骨髓抑制等方面。其预防的主要方法是放疗前禁食，当天食用清淡饮食，保证充足的睡眠，衣物柔软舒适，照射部位避免物理和化学刺激。放疗引起的骨髓抑制可以通过间歇性的放疗使骨髓造血功能得以恢复。

（吴心怡）

## 你知道儿童白血病有哪些类型吗？

　　儿童白血病分为淋巴细胞白血病和非淋巴细胞白血病两大类。根据起病的急缓程度，又可将白血病分为急性白血病和慢性白血病。儿童以急性淋巴细胞白血病（简称"急淋"）为主，占75%，急性非淋巴细胞白血病（简称"急非淋"）占20%左右，慢性粒细胞白血病只占5%左右。迄今为止，儿童中还没有发现慢性淋巴细胞白血病的病例。

　　在急淋白血病中，B细胞急淋占80%，T细胞急淋占20%。在急非淋白血病中，又进一步分为8个类型（M0～M7），儿童以M2型最为常见，占了急非淋的1/2以上。

（郑胡铺）

## 为什么说初诊时精确的诊断分型是治愈白血病的关键?

白血病精确的诊断分型是正确选用化疗方案的前提。目前国际上通用的是形态学、免疫学、细胞遗传学和分子学分型,即我们常说的 MICM 分型。所以,当孩子怀疑白血病时,最好能到有条件进行MICM检查的医院诊治,即使因各种原因要回本地治疗,也建议完善MICM 检查后再回本地治疗。

MICM 分型需要在初诊时(即未治疗前)抽取孩子的骨髓细胞做相关检查,如果治疗了一段时间,骨髓都缓解了,就无法再进行MICM 检查了。MICM 分型已经开展 30 多年了,为指导白血病的合理治疗立下了汗马功劳。近来对白血病更精确的基因学分型正在研究中,希望不久的将来应用到白血病的临床诊治中。

(郑胡镛)

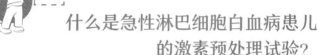

# 什么是急性淋巴细胞白血病患儿的激素预处理试验?

　　急性淋巴细胞白血病在治疗的最开始一周,需要服用一种激素药物(通常用泼尼松)来观察患儿对化疗药的敏感情况,这叫做预处理试验。到第 8 天的时候,取患儿外周血,检查血液里面的幼稚细胞数,如果小于 $1000/\mu l$(或 $1.0\times10^9/L$),则表明对激素试验敏感,反之则为不敏感,就要升级为"高危组"进行治疗。

(郑胡镛)

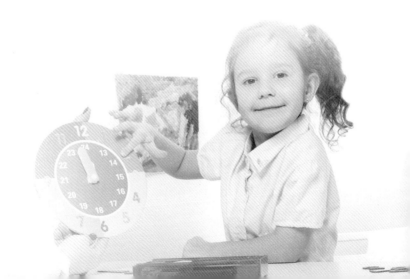

# 什么是分化综合征？

急性早幼粒细胞白血病的治疗药物中，诱导分化剂维 A 酸和砷剂是至关重要和必不可少的，它们的作用是使白血病细胞向成熟细胞分化。但治疗过程中由于身体内白细胞迅速增加，30% 左右的患儿会出现发热、体重增加、呼吸窘迫，有时可出现胸腔和心包积液等表现，称为"分化综合征"。如果抢救不及时，会导致生命危险。当然预防更为重要，一般会采用羟基脲、类固醇激素等进行预防和治疗，并酌情减量或停用维 A 酸或砷剂。对高危患儿早期应用化疗可降低分化综合征的发生。

（郑胡镛）

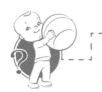

# 为什么要做砷剂浓度检测？

在急性早幼粒细胞白血病患者的治疗过程中，需要多次检测砷剂浓度，包括血、尿、头发及指甲。这是为什么呢？

因为砷剂是治疗急性早幼粒细胞白血病的特效药物，是治愈 APL 的关键药物之一（另一个是维甲酸）。临床上常用的砷剂包括注射用的三氧化二砷和口服用的复方黄黛片。很多人可能对砷剂感到非常陌生，其实砷剂就是人们常说的砒霜，是一种毒性非常强的物质，并且在体内有一定的蓄积作用。

为了让砷剂的治疗效果达到最好，同时又尽可能减少其毒副作用，最好的方法就是监测砷剂的浓度，既能确保砷剂浓度的有效性,也利于了解砷剂使用的安全性。

此外需要注意的是,正常情况下,大自然存在的砷可通过呼吸道、消化道和皮肤吸收进入人体,经血流分布到全身各个器官,其中以毛发、指甲、皮肤含量最高,而不同地域、不同饮食习惯等均可导致体内砷剂浓度的不同,这也就是为什么我们在砷剂使用前就需要开始检测砷剂的浓度。

(王林娅　郑胡镛)

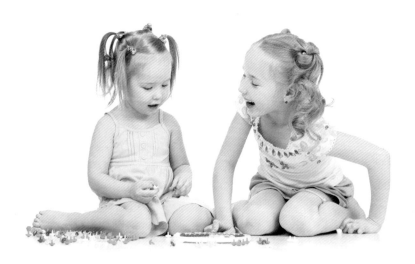

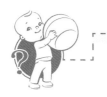

# 你知道什么是
# 粒细胞减少和粒细胞缺乏吗？

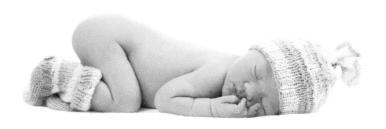

　　由于化疗等因素抑制骨髓造血,造成白血病中的粒细胞数量减少,在成人粒细胞数量 $<2.0\times10^9/L$、儿童 $<1.5\times10^9/L$ 时,称为粒细胞减少;如果粒细胞数量 $<0.5\times10^9/L$,则称为粒细胞缺乏。

　　粒细胞是我们身体抵抗病毒、细菌、真菌等感染的重要"卫士",所以粒细胞减少时,患儿容易发生各种感染,因此在化疗过程中,家长和患儿最重要的事情就是要注意卫生、预防感染,安全度过粒细胞减少期。

（郑胡铺）

## 你知道白血病"完全缓解"的意义吗?

白血病治疗的第一阶段称为"诱导缓解治疗",顾名思义,目的就是要达到缓解状态。什么是缓解状态呢?就是在治疗后的一定时间内(一般在 33 天以内),复查骨髓的幼稚细胞降低到什么水平了。如果幼稚细胞数量小于 5%,则称为"完全缓解";如果幼稚细胞数量为 5%~25%,则称为"部分缓解";如果幼稚细胞数量大于 25%,则称为"不缓解"。一般来说,缓解越彻底,预后也就越良好。

(郑胡镛)

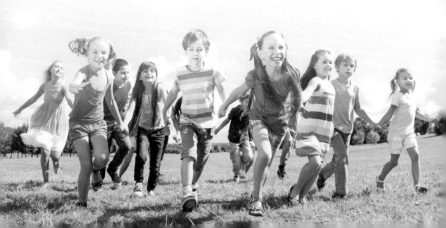

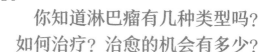

## 你知道淋巴瘤有几种类型吗？
## 如何治疗？治愈的机会有多少？

儿童淋巴瘤分为霍奇金淋巴瘤和非霍奇金淋巴瘤,其中常见的非霍奇金淋巴瘤包括淋巴母细胞淋巴瘤(包括 B 细胞淋巴母细胞淋巴瘤和 T 细胞淋巴母细胞淋巴瘤)和成熟 B 细胞淋巴瘤(包括伯基特淋巴瘤、弥漫大 B 细胞淋巴瘤等)。霍奇金淋巴瘤发展较为缓慢,非霍奇金淋巴瘤则进展迅速、侵袭性强。儿童淋巴瘤总体化疗效果很好,仅依靠化疗各类型淋巴瘤的长期无病生存率均可达 80% 以上。各种类型淋巴瘤的化疗方案并不相同,其中淋巴母细胞淋巴瘤疗程 2 年左右,其他类型淋巴瘤疗程大约半年左右。只有化疗效果不好或复发的患者才需要进行造血干细胞移植。

（杨菁）

## 你知道淋巴瘤是如何分期的吗?

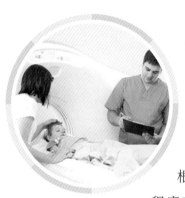

患儿如果被确诊患了淋巴瘤,入院后通常需要通过各种影像学检查(如 CT、磁共振、PET-CT、彩超等)、骨髓穿刺、腰穿等检查对肿瘤侵犯的部位进行全面评估。然后根据肿瘤侵犯的部位以及广泛程度对肿瘤进行分期。肿瘤侵犯的范围越广泛,或侵犯了颅脑、脊髓等化疗药物不易到达的部位则分期越高,提示患儿的预后越差,医师选择的化疗方案也就越强。患儿在化疗期间还会反复进行影像学等检查,对化疗效果进行评估,医师将根据评估的结果随时对患儿的化疗方案进行调整。例如,即使患者化疗前的分期并不高,但治疗中的评估结果显示肿瘤缩小得不满意,提示肿瘤对化疗不敏感,医师也会将治疗调整为更强的化疗方案甚至进行造血干细胞移植。

(杨菁)

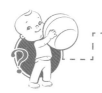

## 什么是神经母细胞瘤？

2岁的小刚,原本活泼好动,但最近总是发低热,总喊累,脸色不好,有时说腿疼。附近诊所给小刚用了些治疗感冒的药,但是没有好转。小刚妈妈就带他去儿童医院看病。医师给小刚摸了摸肚子,说肚子里有一个包,需要做进一步的检查。于是小刚做了血、尿、放射片等检查。最后医师告诉小刚妈妈,原来小刚得了一种叫做"神经母细胞瘤"的疾病,而且已经转移到了骨髓和骨。

神经母细胞瘤是起源于人体胚胎时期的一种原始神经嵴细胞,所以可以发生在从头到脚的任何位置,包括头部、颈部、胸部、腹部、盆腔、骶尾部,但以腹部多见。由于该肿瘤恶性程度高,很多病例在发现时即已经发生了转移,因此治疗非常困难,死亡率很高。根据肿瘤细胞的恶性程度,按病理类型分为神经母细胞瘤、节细胞神经母细胞瘤和神经节细胞瘤三种,其中神经母细胞瘤恶性程度最高,神经节细胞瘤则是良性肿瘤,节细胞神经母细胞瘤则介于两者之间。

(赵文)

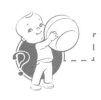

## 你知道神经母细胞瘤是如何诊断的吗？

诊断神经母细胞瘤需要依靠专业的检查,包括血清学、骨髓细胞学检查、骨扫描和影像学检查。对于本病诊断和评估预后有意义的指标包括乳酸脱氢酶、神经元特异性烯醇化酶、24 小时尿香草扁桃酸(VMA)和高香草酸(HVA)。如果发生骨髓转移,骨髓涂片镜下可以看到特异性的肿瘤细胞,有无骨转移要用核素骨扫描检查,了解肿瘤的部位、形态、大小及与周围脏器的关系等需要影像学检查,例如 B 超或 CT、磁共振(MRI) 等检查。

（赵文）

# 神经母细胞瘤是如何分期的?

如果确诊了神经母细胞瘤,在治疗之前需要综合各项表现及影像学、血清学等结果对疾病的严重程度进行治疗前分期。对于不同的分期,专业医师会制订不同的综合治疗方案。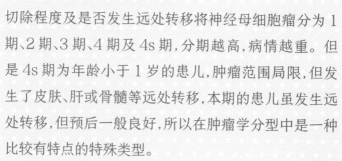目前主要根据原发瘤范围、切除程度及是否发生远处转移将神经母细胞瘤分为 1 期、2 期、3 期、4 期及 4s 期,分期越高,病情越重。但是 4s 期为年龄小于 1 岁的患儿,肿瘤范围局限,但发生了皮肤、肝或骨髓等远处转移,本期的患儿虽发生远处转移,但预后一般良好,所以在肿瘤学分型中是一种比较有特点的特殊类型。

(赵倩)

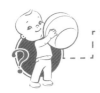

## 你知道神经母细胞瘤
## 应怎样治疗吗?

神经母细胞瘤的治疗方法包括外科手术、化疗、放疗,有时还需要骨髓或外周血造血干细胞移植和免疫治疗等,以上均应根据疾病分期决定。

外科治疗的总体原则为局部可切除的早期病变应尽早手术完整切除肿瘤,局部进展期病例或远处转移病例先进行化疗,等肿瘤得到控制和缩小后,再进行手术切除。

化疗是通过长春新碱、环磷酰胺、阿霉素、顺铂等多种药物对于肿瘤细胞进行杀伤,但同时也会造成患儿免疫功能下降,出现发热、恶心、呕吐、脱发、感染、出血等并发症。

放疗作为一种局部治疗,主要应用于不能完全切除的神经母细胞瘤,如手术后局部残留的、化疗不敏感的肿瘤组织。

近年来应用自体干细胞移植治疗高危神经母细胞瘤取得了一定效果。

(赵倩)

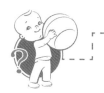

# 你知道患视网膜母细胞瘤
# 的孩子有什么表现吗？

　　视网膜母细胞瘤最主要也是最显著的病症就是瞳孔的不正常外观，表现为白瞳，俗称"猫眼症"。其他表现还包括视力下降、青光眼、红眼以及发育迟缓。有一些患儿会产生斜视，包括内斜视和外斜视。视网膜母细胞瘤在我国表现为晚期病例较多，典型症状可见患者眼球的增大。仅凭"白瞳"症状并不能确诊视网膜母细胞瘤，因为有可能是由光的反射或其他疾病造成的。在一张照片中，由于摄影问题造成的红眼现象，如果该现象只在一只眼睛中出现，则有可能会是视网膜母细胞瘤造成的。

（丁亚光）

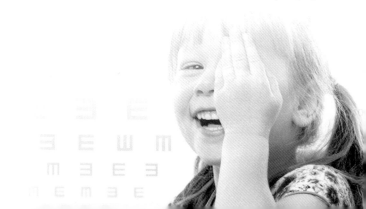

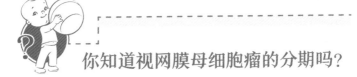

## 你知道视网膜母细胞瘤的分期吗？

视网膜母细胞瘤主要分为：

⚙ **眼内生长期**：发病初期患儿外眼正常，因患儿年龄小，不能自述有无视力障碍，因此本病早期一般不易被发现。发病后期，瞳孔区将出现黄光反射，称黑蒙性猫眼，此时常因视力障碍而瞳孔散大、白瞳症或斜视而被家长发现。

⚙ **青光眼期**：由于肿瘤逐渐生长体积增大，眼内容物增加，引起继发性青光眼，出现眼痛、头痛、恶心、呕吐、眼红等。儿童眼球膨大，形成特殊的所谓"牛眼"外观。

⚙ **眼外期**：眼球突出。

⚙ **全身转移期**：肿瘤转移至骨及肝脏或全身其他器官。

（丁亚光）

## 患视网膜母细胞瘤孩子的母亲如何才能再生一个健康的宝宝?

　　不到 1 岁的优优已经不幸被确诊患上了视网膜母细胞瘤。优优刚来到世上不到一年,就已经经历了手术、化疗这些痛苦的过程,优优妈妈看在眼里,难受在心里。另外,优优妈妈还担心如果再生一个宝宝会不会还得这个病。

　　视网膜母细胞瘤是小儿最常见的眼内恶性肿瘤,一般在 15 000 名新生儿中有 1 人罹患此病,大多数见于 3 岁以下儿童。双侧视网膜母细胞瘤患者

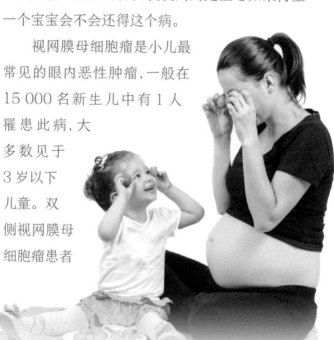

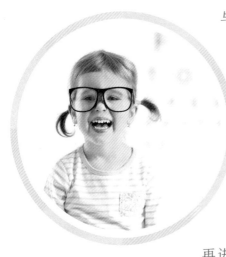

与 13%～15% 的单侧性患者可以检查出基因发生了突变。如果患儿被检测出基因突变,则其相关亲属也需要进行检测;如果没有检测出基因突变,那么患儿的亲属就没有必要再进行检查。85% 的单侧性患儿检测不出基因突变,对于这种情况,其兄弟姊妹的检查也都没有必要。如果患儿检测出基因突变,母亲在怀孕期间需要做基因突变检查,对于确认携带了突变的胎儿,则可以较早地进行分娩,并对其进行更为及时的治疗。

(金眉)

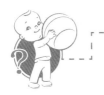

# 孩子得了肝母细胞瘤，
# 常规检查及治疗有哪些?

1岁半的笑笑原本爱说爱笑,能吃能睡。但最近一个月笑笑妈妈发现宝宝食欲缺乏,总爱哭闹,面色不好,体重一天比一天轻,同时发现宝宝肚子越来越大。妈妈赶紧带笑笑来医院看病。经过B超和一些血液学检查最终确诊笑笑得的是肝母细胞瘤。妈妈着急万分,想知道这个病能不能治,怎么治? 生下一个孩子可能还是这种病么?

肝母细胞瘤是一种原发于肝脏的恶性肿瘤。早期可能没有特殊表现,多有腹部膨隆、乏力、食欲减退,晚期可有发热、继发性贫血、腹水及下肢水肿。在上腹部能触到肿大、变硬的包块。一旦发现宝贝异常,应尽快到医院就诊。进行相关影像学检查:腹部B超及腹部CT可显示肝内单个或多个肿物。MRI及CT有助于将肝母细胞瘤与婴儿型血管内皮瘤、间叶性错构瘤等相区别。肝母细胞瘤通常伴有明显的甲胎蛋白升高,在影像学高度怀疑时,应进行此项检查。由于肝母细胞瘤极易在早期发生肿瘤破裂,所以在就诊时需要注意观察宝宝的脸色,并行血常规检查,看看有没有血色素的下降,以便早发现早处理。

(王希思)

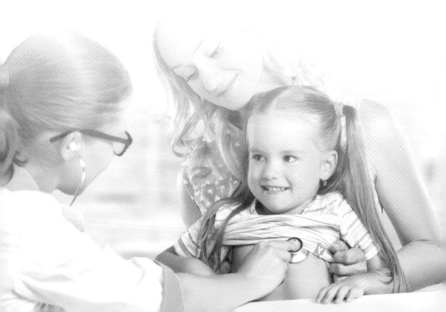

## 孩子得了肝母细胞瘤怎么治疗？
## 治疗过程中有什么要注意的？

治疗以手术切除为首选，早期的完全的手术切除可以治愈此病。儿童的肝脏再生力比成人好，2个月内再生后的肝脏可恢复到原来的体积，因此应积极争取肿瘤全部彻底地切除。肿瘤完全切除后应进行化疗，有些患儿不能完全切除需要先行化疗治疗，待肿瘤缩小后再行手术。

肝母细胞瘤主要化疗药物有长春新碱、环磷酰胺、氟尿嘧啶(5-FU)、阿霉素等。治疗过程中要控制饮食，避免过度油腻的饮食。整个化疗期间要避免接种疫苗，不要接触患传染性疾病的人群。

（王希思）

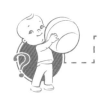

## 肾母细胞瘤具有遗传倾向吗?

肾母细胞瘤是小儿最常见的原发于肾脏的胚胎性恶性肿瘤,来源于后肾胚基,遗传因素在肿瘤发生中具有一定作用,部分患者有家族史,其发病年龄往往较早,但绝大部分多数以非遗传形式出现。

(王希思)

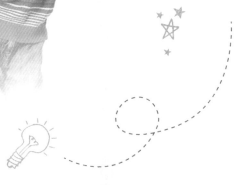

## 你知道横纹肌肉瘤的分型和分期吗？

　　4岁的洋洋这段时间老是鼻子不通气，而且脖子上还摸到几个小"包包"，感觉硬硬的。妈妈很着急，赶紧来到医院，医师立刻做了磁共振，还有一些血液的检查，并请五官科医师做了肿块活检。医师告诉她洋洋得的是胚胎性横纹肌肉瘤。洋洋妈妈立即惊呆了：横纹肌肉瘤是什么病？为什么会得这种病？会传染么？能治疗么？

　　小儿横纹肌肉瘤是儿童和青少年时期最常见的软组织恶性肿瘤，发病高峰年龄为2~5岁和15~19岁两个基本年龄段。儿童横纹肌肉瘤可发生于全身任何部位，并常常转移到肺部、骨骼、骨髓及淋巴结。目前它的确切病因还不是很清楚。临床表现最具特征性的是生长迅速、无痛性的肿块。最常发生的部位是腹部、泌尿系统、四肢、口鼻腔及头颈部，也可发生在眼眶、躯

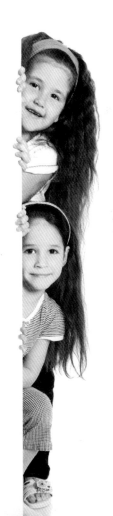

干、消化道、肛门及胸腔内。按照病理结果,其主要可以分为三种类型:胚胎型、腺泡型及葡萄状型。其中,胚胎型是最多见的,所占比例约为 60%～80%,庆幸的是这种类型的预后也是相对好的。而相对少见的腺泡型多发生于青春期儿童,治疗上也更困难一些。根据肿瘤的侵犯部位、手术切除情况、分型等诸多不同因素共分为Ⅰ～Ⅳ四个期,这四个期的病情则是由轻到重。对于横纹肌肉瘤病人准确的分型和分期,是指导临床医师分层诊治的重要前提。所以,在确诊横纹肌肉瘤后,医师首先要做的就是进行分型和分期。

(李兴军)

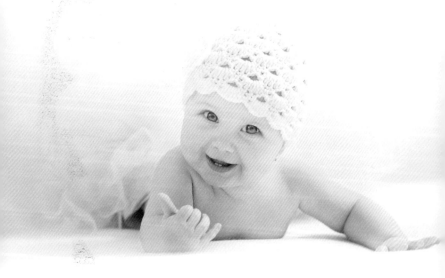

## 孩子如果得了实体瘤
## 例如横纹肌肉瘤化疗是必需的吗？

　　如果孩子被确诊患了横纹肌肉瘤，这是一种恶性度比较高、增殖较快的肿瘤，多数对化疗也是敏感的，所以化疗是必需的、有效的。即使手术完全切除了，也是需要化疗治疗的。有些患儿甚至在此基础上，需要接受放疗等治疗。如果化疗的时间、强度不够的话，也是导致后期肿瘤进展、复发的重要因素。所以，一定要尽早带患儿到医院接受规律化疗，辅以手术、放疗等综合治疗，治愈本病才是有希望的。

（李兴军）

# 恶性实体瘤患儿什么情况下
# 手术治疗最为恰当?

　　手术治疗是恶性肿瘤治疗的主要手段。手术治疗的主要目的是最大程度地清除肿瘤病灶,同时术中对肿瘤浸润程度的判断对肿瘤的准确分期有一定的帮助。对于肿瘤比较局限,尚未发生远处转移的早期肿瘤患儿,应该尽早的手术治疗,以阻止肿瘤的进一步浸润进展。但对于晚期肿瘤患儿来讲,肿瘤浸润范围太广,已经发生远处转移,或侵犯重要脏器和大血管等情况下,往往需要术前化疗或放疗,待瘤灶缩小后再予手术治疗,以提高手术切除率,从而改善恶性肿瘤患儿的治疗效果。

　　需要注意的是,手术治疗只能清除局部病灶,并不能防止肿瘤的复发及远处转移。因此,对于多数恶性肿瘤患儿,需要进行以手术为主,联合化疗、放疗及生物学治疗等综合治疗手段,以提高肿瘤的治疗效果。

（段超）

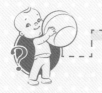

# 儿童实体瘤在什么情况下
# 需要放疗？

　　放射治疗已经成为重要的儿童实体肿瘤治疗手段之一。可以根据患儿的不同情况采用术前或术后放疗。对于瘤灶较大的患儿,术前放疗可以使肿瘤缩小、纤维化,减少术中扩散机会,降低手术困难,从而提高手术切除率。术后放疗可以有效地清除残留病灶,阻止肿瘤的远处转移,预防肿瘤的复发。放疗对于患儿生长发育,特别是对脊柱和性腺器官生长发育有影响,但是近年来精确放疗技术的应用使放疗的副作用明显减少。

　　并非所有的实体瘤患儿都需要进行放疗。对于年龄小,肿瘤比较局限,经过手术及化疗后无明显残留病灶的患儿,可不放疗。因此,恶性肿瘤患儿是否需要放疗以及放疗时机的选择,需要视患儿的年龄、肿瘤的部位、分期、病理类型等情况综合判断。

（段超）

## 儿童实体瘤患儿什么情况下需要进行自体外周血造血干细胞移植?

5岁的浩浩患有肾母细胞瘤,现在她闷闷不乐地躺在病床上,手上扎着针输着液,本以为上次出院后自己就不用再住院了,没想到上次复查的时候,医师竟然说自己病又复发了,还得开始新一轮的化疗,又得打针、抽血、打鞘、骨穿……浩浩妈妈看在眼里急在心里,恨不得能替她受这罪,听说孩子的病现在可以通过自体造血干细胞移植治疗,浩浩妈妈想知道,浩浩的病可以通过自体造血干细胞移植治疗吗? 什么情况下进行自体造血干细胞移植?

自体造血干细胞移植目前是治疗肿瘤的一种有效手段,适用于神经母细胞瘤、尤文肉瘤等恶性程度较高的肿瘤。但肿瘤必须对化疗敏感,方可进行自体造血干细胞移植。由于自体移植需要采集患儿自己的造血干细胞,所以为了充分清除体内的肿瘤细胞,需要在进行很多次的化疗,经积极治疗完全缓解后再进行采集。

(张大伟)

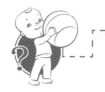

# 什么是
## 朗格汉斯细胞组织细胞增生症?

朗格汉斯细胞组织细胞增生症(LCH),以前因为病因不清楚曾被命名为组织细胞增生症 X。目前认为本病是一种少见的以单核 - 巨噬细胞系统特定的树突细胞增生为特点的疾病,由于 *BRAF* 基因突变在本病中的发现,目前更倾向于把本病归为肿瘤性疾病。LCH 起病隐匿,临床表现多样,可以从单一的骨破坏至多脏器受累,并且可表现为自发性消退、数年慢性反复发作或者迅速恶化导致死亡。发病率尚无确切的统计,据估算 15 岁以下儿童约为 0.2/10 万。一般发病年龄越小,受累器官越多而病情越重。组织病理活检是诊断 LCH 最可靠的手段,一旦确诊,需要进行全身受累部位的评估,部分病人需要全身的系统化疗,部分病人可自愈。如果及时给予规范的诊断和治疗,多数患儿可以被治愈。

(张蕊)

## 朗格汉斯细胞组织细胞增生症患儿的皮疹有什么特点？应该如何护理？

大约 50% 的朗格汉斯细胞组织细胞增生症患儿在发病的早期出现皮疹。皮疹表现具多样性，一般起病时为淡红色斑丘疹、直径 2~3mm，继而可有渗出、出血、结痂、脱屑、色素沉着及脱失，且上述各期表现可同时存在，触之有棘手感，以躯干、头面部皮肤最易受累，但停药患儿及治疗期间再次出现的皮疹可无上述特点。慢性者皮疹可散见于身体各处，初为淡红色斑丘疹或疣状结节，消退时中央下陷变平，有的呈暗棕色，极似结痂水痘，最后局部皮肤变薄稍凹下，略具光泽或少许脱屑。患儿家长应注意观察皮疹的颜色、范围、性质、数量等变化。同时要保持患儿皮肤的清洁，穿柔软、干燥的纯棉内衣，并每天更换，清洗后的衣物要在室外通风处晾晒。对于严重的出血性皮疹或皮疹感染破溃的患儿，内衣、被服应进行高压消毒。勤给患儿修剪指甲，加强对年长儿宣教，避免用手抓挠皮肤，防止感染。

（吴心怡）

# 怎样护理合并骨侵犯的
## 朗格汉斯细胞组织细胞增生症患儿？

骨组织是朗格汉斯细胞组织细胞增生症最常见的侵犯部位。80%的患儿在病程开始或在病程进展中都会出现骨骼的侵犯，以肿块形成、溶骨性破坏和多灶性为主要表现，颅骨、四肢长骨及椎骨受累较常见，严重时可致病理性骨折。家长应加强安全意识，防止患儿发生外伤，并注意观察患儿肢体活动情况，当患儿出现局部肿块、活动障碍或主诉骨痛，以夜间为重时，应及时就诊。

如果发生骨折应采用石膏固定，在石膏尚未干固时，尽量不要搬动患儿，切勿牵拉、压迫石膏托，以免石膏变形,造成骨折端移位。石膏干固后脆性大,要注意保护石膏,改变体位时应平托,转运时采用担架、门板。石膏固定期间,注意患儿肢体远端的皮肤颜色是否正常,肢端是否能进行伸屈活动,如患儿出现肢端肿胀、发凉、远端皮肤苍白或感觉麻木、疼痛时应及时采取措施。若骨折不严重或有骨折倾向以及椎体的病变应在骨科医师的指导下带用支具。尤其是椎体病变严重时应卧床,患儿坐位或起立时应及时佩戴支具,以免引起脊髓不可逆损伤导致截瘫。

（吴心怡）

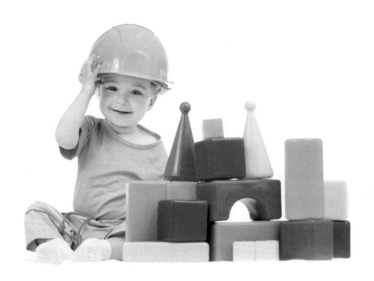

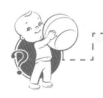

# 噬血细胞综合征患儿有哪些表现？

噬血细胞综合征也称噬血细胞性淋巴组织细胞增生症。噬血细胞综合征分为两种类型：一是原发性噬血细胞综合征，或称家族性噬血细胞综合征，是由于基因缺陷引起的；另一类是继发性噬血细胞综合征，主要由感染、结缔组织病或恶性肿瘤等继发引起。无论是原发还是继发性噬血细胞综合征，几乎所有患儿起病初期均有间断或持续发热，大多数患儿有肝脾肿大并呈进行性加重，两系以上血细胞减少、肝功和凝血功能异常，其他症状包括乏力、食欲减退、关节疼痛、黄疸、抽搐、一过性皮疹、出血等。噬血细胞综合征是一种进展迅速、病情凶险的疾病，若不及时治疗，生存时间很少超过 2 个月，所以，及时的诊断、早期和有效的治疗非常重要。

（张蕊）

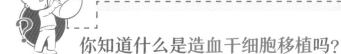

## 你知道什么是造血干细胞移植吗?

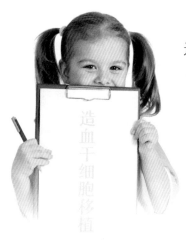

造血干细胞移植是通过静脉输注自体或同种异体的造血干细胞,从而达到重建造血与免疫功能的一种治疗技术。根据造血干细胞的来源,分为骨髓移植(BMT)、外周血干细胞移植(PBSCT)、胎肝造血干细胞移植(FLT)、脐血干细胞移植(CBT)等;根据供者来源,又可分为自体(auto-)和异体或异基因(allo-)移植,异体移植根据配型符合程度可分为全相合、1~2位点不相合和半相合移植。一般来说,配型符合程度越高,移植后发生排异的反应就越小,但对肿瘤移植来说,排异越小,对肿瘤的杀伤也就越小,所以需要平衡移植后的"排异"和"抗肿瘤"效应,才能使移植效果最好。

(郑胡镛)

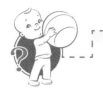

# 儿童白血病都要进行
# 骨髓移植吗？

新闻报刊、影视作品中，一提到白血病就演绎出白血病儿童需要骨髓移植、寻找亲生父母等煽情的故事，虽然有的故事并非完全杜撰，但事实上绝大多数儿童白血病是不需要骨髓移植治疗的。

20世纪80年代以后，儿童白血病的化疗方案日臻成熟。目前初诊儿童白血病中，只有不到5%的孩子需要骨髓移植，原因就是单用化疗可治愈80%以上的急淋白血病和60%以上的急非淋白血病，而骨髓移植的风险却可达50%左右，并且还伴有移植排异等远期并发症。因此，只有那些具有预后不良因素如t(9;22)(BCR-ABL)、早期复发白血病的患儿，才考虑采用骨髓移植。

（郑胡镛）

# 有必要保留孩子的脐带血吗?

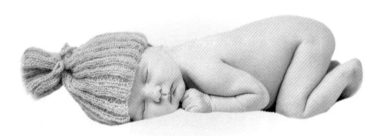

　　脐带血中含有丰富的造血干细胞,已广泛用于白血病、神经母细胞瘤、再生障碍性贫血等 30 多种疾病的治疗,取得了良好的疗效。但脐血移植有一些条件限制,例如对白血病治疗来说,如果是为了孩子自己以后万一患白血病用,那孩子的脐血里面可能已有白血病细胞,所以不建议用自己的脐血来治自己的白血病;如果是为了已患白血病的哥哥姐姐用,如果他们的体重大于 30kg,一份脐带血也就不够了。不过,如果是患其他实体瘤并且需要移植时,可以用自己的脐血,但其他肿瘤在儿童的发病率很低。所以是否保留脐带血,可根据家庭的具体情况而定。

(郑胡镛)

# 肿瘤化疗期间
# 为什么容易发生感染？

白血病是白细胞恶变造成的。白细胞是我们机体免疫系统的主要成员，是我们机体的卫士，抵抗外来细菌、病毒等敌人的侵袭。所以，当白细胞恶变成白血病细胞后，就不再具有防御功能了。另外，化疗药物也会破坏机体的免疫系统，还会抑制骨髓不能生产正常的血细胞，尤其抑制白细胞的产生，所以在白血病的治疗过程中，感染就是最常见的并发症了，并且是白血病治疗中造成患儿不幸死亡最重要的原因。

（郑胡镛）

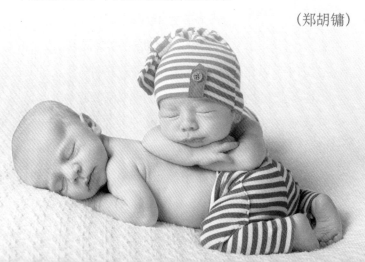

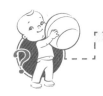

## 肿瘤化疗期间
## 如何预防感染呢?

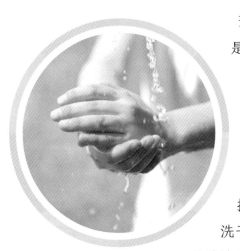

预防感染最重要的就是注意卫生,特别是手的卫生,这比戴口罩还重要! 家长和孩子都要勤洗手,尤其在饭前便后更要用肥皂洗手。家长护理孩子前,一定把手洗干净。孩子居住环境的清洁卫生也要注意,良好的室内通风是减少空气中细菌最有效的方法,即使在冬天,也要让房间轮流通风,每次通风 30 分钟以上。

孩子的皮肤卫生需要重视,有的家长害怕孩子感冒,一个冬天都不给孩子洗澡,造成皮肤的尘垢很多,里面含有很多细菌。所以家长应该在保暖的情况下,定期给孩子洗头洗澡、勤换衣物。常把被褥拿到阳光下晾晒也是杀菌的有效方法。

口腔卫生也很重要,饭后要漱口、刷牙,特别是睡觉前的刷牙非常重要,这不仅能清洁口腔,还能有效预防龋齿。

肛周和会阴区的卫生不可忽视,每天用 3% 硼酸溶液坐浴,或自配 1% 盐水坐浴。大便后要及时用温水(开水放凉后)或盐水清洗局部。

(郑胡镛)

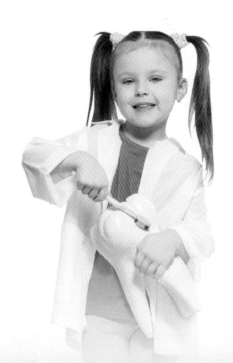

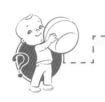

## 为什么说白血病患儿维持期间服用好 6MP 至关重要呢?

近年来,对白血病的多中心大宗病例研究证实,前期 6~10 个月的强化疗后,进行 1.5~2 年的维持治疗对预防白血病的复发非常重要,并且维持期最重要的骨架药物就是 6MP(6 巯基嘌呤),而且服用适当的药量是关键所在。那么,怎样才能调整好 6MP 的用量呢?

由于现在还不能直接检测 6MP 的血药浓度,我们就利用 6MP 对白细胞或中性粒细胞的抑制程度来间接观察 6MP 是否起到了作用。一般来讲,如果白细胞维持在 $3.0×10^9/L$ 左右或中性粒细胞数在 $1.0×10^9/L$ 左右,就说明 6MP 的血药浓度比较合适。

这样既达到了治疗白血病的目的,又不使白细胞抑制太低而容易发生机体感染。用药原则如下:

❀ 当中性粒细胞数为 $(1.0\sim1.5)\times10^9$/L 时,按常量服用。

❀ 当中性粒细胞数为 $(0.5\sim1.0)\times10^9$/L 时,减量服用。具体减多少,咨询大夫。

❀ 当中性粒细胞数 $<0.5\times10^9$/L(即 500 个/μl)时,暂停化疗药。

需要注意的是,服用激素后,白细胞会反应性升高,此时一定不要增大 6MP 用量。

更要提醒的是,为了减少 6MP 的胃肠不适等副作用,一般都在晚上服药,但服药前后至少 1 小时以上不要吃食物(白开水除外),服药时用白开水冲服或吞服,不能用牛奶冲服。

另外,有些家长询问进口 6MP 与国产 6MP 的疗效区别,其实两者的疗效都是一样的,没有什么区别。

(郑胡镛)

## 为什么在白血病治疗过程中需要 一直服用复方新诺明?

复方新诺明(复方磺胺甲基异噁唑)虽然不是化疗药,但在白血病的化疗过程中起着不可替代的作用。这是由于白血病患儿在化疗过程中,机体的免疫系统受到严重破坏,孩子的免疫力非常低下,就容易发生各种类型的感染,其中有一种致死性感染是由"卡氏肺囊虫"引起的肺炎,虽然这种肺炎发生的几率很小,但一旦患上可是要命的! 所以从化疗开始就要坚持服用

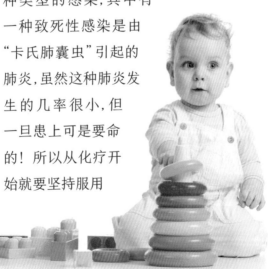

复方新诺明直至停药，必要时停药后还要继续服用 3 个月。

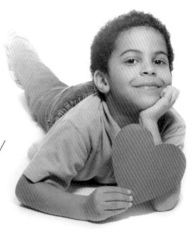

那么，怎样服用复方新诺明呢？

❀ 药量计算：25mg/（kg·d）（每天每公斤体重用 25mg）。但如果体重超过 40kg，则不再增加剂量，即每天总剂量 1000mg=2 片。

❀ 服药方法：每天分 2 次服用，每周连服 3 天，停 4 天。家长们可以根据自己的情况选择哪三天用药，如星期一、二、三服，其余日子停，或者星期三、四、五服，其余日子停。因有报道认为复方新诺明可以加重甲氨蝶呤（MTX）的毒性，所以最好不要与 MTX 同天服用。

❀ 举例：一个 20kg 重的孩子，他是每周一用 MTX。根据计算孩子每天需要用复方新诺明的总量为 500mg（1 片），就可以每次吃 0.5 片，一天 2 次，每周三、四、五服。

（郑胡铺）

## 化疗期间为什么转氨酶总是很高?
## 如何保肝治疗呢?

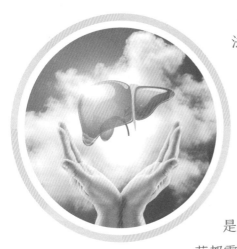

儿童白血病的治疗方法主要是化疗,而化疗药的毒性很大,在杀伤白血病细胞的同时,也会对我们机体的各个脏器造成损害,尤其是对肝脏的损害最为常见,这是因为几乎所有的化疗药都需要经过肝脏代谢排除,所以我们在白血病的治疗过程中,需要定期的肝功能监测和适当的保肝治疗。

反映肝功能损害比较有意义的指标是胆红素和转氨酶。胆红素增高比转氨酶增高还有意义,就是说,如果只是转氨酶增高而胆红素不高,则肝脏受到的损害还不十分严重。

但要注意如果孩子在抽血时不顺利造成红细胞破坏，间接胆红素也会明显升高，发生这种情况时并不是肝脏有损害。

一般来说，如果胆红素不高，转氨酶在 100U/L 以内，就可以不用保肝药；转氨酶在 200U/L 以内，可以口服保肝药治疗。如果转氨酶在 200U/L 以上，一般都有胆红素增高，此时就要输液保肝治疗 1 周左右，然后再口服保肝药维持一段时间。

在保肝药中，除了葡醛内酯（肝泰乐），其他也都是需要肝脏解毒代谢的，所以在化疗过程中尽量不要用保肝药，不要再给肝脏增加负担。

需要强调的是，以上所述只是保肝治疗的指导原则，无论什么时候，都要结合孩子的机体状况考虑。比如说，如果孩子能吃能喝，没有恶心呕吐，体格检查正常，6MP 用量也很好，白细胞控制在合适范围内，这时即使转氨酶 100U/L 多，我们也可以不用任何保肝药。

（郑胡镛）

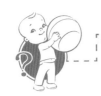

## 你知道检测"微小残留白血病" 有什么意义吗?

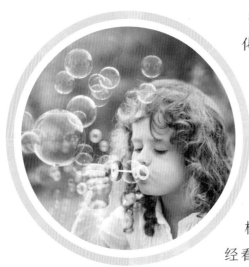

微小残留白血病是化疗后残余的白血病细胞数量。初诊时,患者体内的白血病细胞数量为 $10^{12} \sim 10^{13}$。诱导治疗缓解后,虽然骨髓常规检查时显微镜下已经看不到白血病细胞了,但患者体内的白血病细胞仍然有 $10^8 \sim 10^9$,这就是微小残留白血病(MRD)。所以白血病需要多次巩固、强化和维持治疗以进一步减少体内白血病细胞的数量。国内外研究都表明,如果治疗第 33 天的 MRD 能达 $10^{-4}$ 以下,今后复发的可能性就非常小了。如果 MRD 到第 12 周还在 $10^{-4}$ 以上,复发的可能性就增大。

那么,如何检测 MRD 呢? 对儿童白血病来说,主要有两种方法:流式细胞学检测和 PCR 方法检测。但不管用什么方法检测,前提都必须是:在初诊时需要找到该患者白血病细胞特有的标志,打个比方,A 患儿的白血病细胞有一个三角形的标志,B 患儿的白血病细胞有一个圆形的标志,那么在今后的 MRD 追踪检测时,对 A 患儿就去找三角形的标志,对 B 患儿就去找圆形的标志。所以,如果在初诊时没有确定该患儿特有的白血病标志,那么在缓解后也就没有办法做 MRD 检测了。另外,白血病治疗缓解 6 个月~1 年以后,白血病细胞会出现抗原漂移等现象,就不再适合用流式细胞学检测残留了。但如果患儿有分子学的标志如融合基因,那就可以一直用 PCR 的方法来追踪。

(张瑞东)

最近的血常规发现孩子的白细胞数量升高,是不是要复发呢?虽说白血病复发的只是极少数病人,但我想知道我的孩子会不会复发呢?

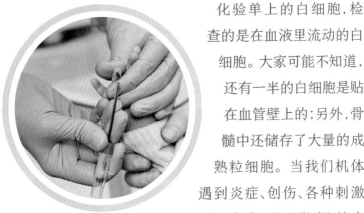

化验单上的白细胞,检查的是在血液里流动的白细胞。大家可能不知道,还有一半的白细胞是贴在血管壁上的;另外,骨髓中还储存了大量的成熟粒细胞。当我们机体遇到炎症、创伤、各种刺激(如紧张、寒冷、服用激素)等应激情况,贴在血管壁上的白细胞和骨髓中储存的白细胞就会马上释放到血液中,引起白细胞尤其是中性粒细胞升高。另外,当孩子空腹查血时,由于血液浓缩,白细胞也会偏高。还有,如果下午和晚上查血,白细胞也可能比上午查血偏高。

所以说白细胞的变化是受很多因素影响的,家长朋友们千万不要一看到白细胞高就认为是复发。其实,白血病的复发率不到 10%。当然,提高警惕是应该的。不过,在白血病复发时,除了白细胞升高外,常常还伴有红细胞和血小板的降低,孩子也会有不舒服的表现。另外,对急淋白血病来讲,在绝大多数情况下,复发时升高的白细胞是以淋巴细胞为主,而不是以中性粒细胞为主。

所以,当发现孩子白细胞升高时,首先要从上面所说的几个方面去分析,然后对症处理,并定期复查血常规。只有在高度怀疑复发时,才考虑做骨穿检查。

(郑胡镛)

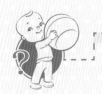

## 为什么要重视白血病儿童和青少年的综合治疗？

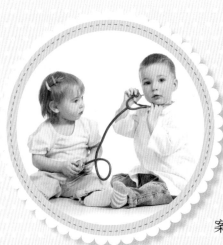

儿童白血病的治愈率已高达 80%，但青少年白血病患儿一部分在儿童医院按"大儿童"白血病方案诊治，另一部分在成人医院按"小大人"行成人方案诊治，均未得到充分重视，尤其缺乏有效的心理干预，导致青少年白血病的无病生存率和生存质量明显低于 1～12 岁的白血病儿童。无论是白血病儿童还是青少年，我们不仅要治愈他们的躯体疾病，更要使他们获得良好的生活质量。这就需要从生理、心理以及孩子家庭、社会等多方面进行白血病治疗，即综合治疗。

建立多学科联合团队（MDT）是开展白血病综合

治疗最有效的方式。在西方发达国家,儿童肿瘤的治疗团队包括肿瘤学医师、护士、临床药剂师、麻醉师、心理学家/精神病学家、社会工作者、理疗学家、营养学家、儿童生命专家、技术人员、教师、宗教牧师等。社会支持系统有患儿家长协会、各种癌症基金会、志愿者服务机构等。虽然目前国内医院的条件有限,还不能像发达国家那样一步到位建立起完善的 MDT,但只要我们医护人员和家长们共同努力,利用一切可能的资源、团结一切可以团结的力量,就可以为提高儿童和青少年白血病的治疗效果和生存质量作出自己应有的贡献。

(郑胡镛)

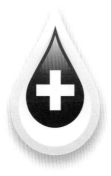

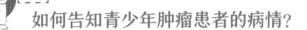

## 如何告知青少年肿瘤患者的病情？

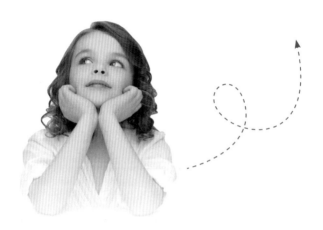

对白血病的孩子,尤其是对白血病的青少年,如何告知病情是一件非常现实而棘手的问题。从我们的经验来看,原则是应告诉孩子实情。但在什么时间、地点、场合,需要我们家长和医护人员沟通交流后,以最合适的方式告诉孩子,同时要给孩子信心,让他们知道白血病是可以治愈的!

(郑胡镛)

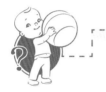

# 什么叫白血病复发？

　　白血病复发是指白血病治疗缓解后，再次出现白血病状态的情况。如果是骨髓幼稚细胞再次增多大于20%，称为"骨髓复发"。有的时候，骨髓检查仍然处于完全缓解状态，但骨髓以外的地方出现白血病细胞浸润，则称为"髓外复发"。髓外复发常见于中枢神经系统和睾丸。

　　由于白血病规范化治疗的普及和推广，白血病的复发率也大幅度降低。目前急性淋巴细胞白血病的复发率小于10%，急性早幼粒细胞白血病的复发率小于5%，急性髓细胞白血病的复发率小于30%。

（郑胡铺）

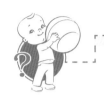

# 化疗期间孩子不想吃东西时，家长应该怎样调理饮食呢？

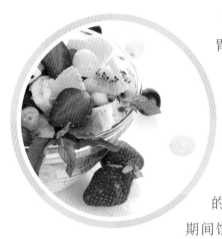

有一些化疗药物具有对胃肠道的毒性反应,应用后会引起食欲缺乏、恶心、呕吐。如果孩子呕吐严重,不能进食,医师会给予止吐药物或静脉补充营养等措施的。作为家长要掌握化疗期间饮食的原则,根据自己孩子的口味,做出色、香、味俱佳,荤素搭配的饮食。化疗期间膳食结构合理搭配,给予高蛋白、高维生素、多纤维素的清淡易消化饮食。可采取少食多餐的进食方法,孩子吃不多,就更要体现"精"。饮食要多样化,新品种可促进宝宝的食欲,每餐变化食谱,同一种食材,改变烹调方法便具有不同的色香味,可增加食欲。还可以选择新颖的餐具提高孩子对食物的兴趣。可以尝试一下各种美味菜肉粥、鱼丸虾丸汤、菌菇豆腐羹、蔬菜水果沙拉等。让孩子多饮水,这样有利于药物毒素的排泄,同时有软化大便的作用,除白开水外,还可制作一些果汁(新鲜水果洗净去皮后榨汁)、菜汁。补脾益气、健脾开胃的食物有马铃薯、鸡肉、大豆、葱、番茄等。恶心、呕吐时可选用芦根、扁豆等食物。厌食可适当吃一些山楂、萝卜、金橘等健胃食品。

(吴心怡)

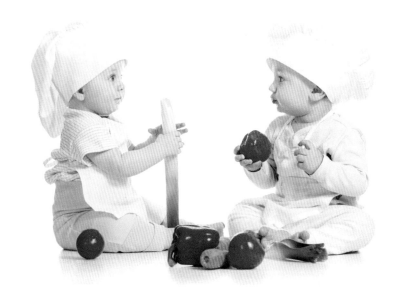

## 白血病患儿应用门冬酰胺酶期间饮食上应注意什么？

急性胰腺炎是左旋门冬酰胺酶最严重的不良反应之一，在应用左旋门冬酰胺酶化疗期间，应给予低脂饮食，忌食油炸食品、含脂肪高的食品如薯片、全脂奶粉、肥肉以及一些快餐类食品，少食刺激性、过硬食品。低脂的肉类食品有牛肉、牛肝、羊肉、鸡肉。海产品有黄花鱼、鲷鱼、鲤鱼、鲟鱼、比目鱼、蛤肉、蟹肉、虾、牡蛎。可选择芦笋、扁豆、莴苣、豌豆、茄子、黄瓜、土豆、菠菜、南瓜、西红柿、卷心菜、花椰菜、胡萝卜、白萝卜等蔬菜。

但值得注意的是低脂饮食并非无脂饮食，一些家长怕患儿发生胰腺炎，只让患儿吃无油的青菜、面条、馒头。而左旋门冬酰胺酶本身是通过减少门冬酰胺和谷氨酰的产量抑制蛋白质的合成，造成低蛋白血症，如果蛋白质摄入不足，会造成患儿水肿、营养不良。患儿服用低脂饮食期间会感到饥饿，要防止暴饮暴食。

（吴心怡）

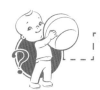

# 如何预防口腔黏膜炎的发生?

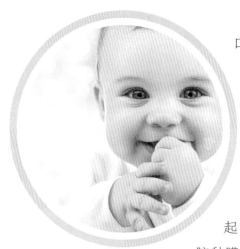

口腔黏膜炎是口腔黏膜的炎症,表现为疼痛、颊黏膜红肿、溃疡。血液肿瘤患儿应用大剂量化疗药物(如甲氨蝶呤)会引起口腔黏膜炎。口腔黏膜炎不仅仅使患儿疼痛、进食困难,更为重要的是,由于患儿白细胞较低,抵抗力较差,口腔黏膜炎可以成为细菌感染的门户,造成致死性的感染,故预防口腔黏膜炎至关重要。如何预防口腔黏膜炎的发生呢? 首先应保持口腔清洁,养成早晚刷牙、进食后漱口的习惯。刷牙时应选用质地软的牙刷,牙刷牙杯放在通风干燥处,每月更换。小患儿进食后用温开水、淡盐水漱口,家长也可用指套牙刷或干净纱布帮助患儿擦拭牙齿和口腔。其次是加强营养,避免损伤。食用高蛋白易消化的饮食及富含维生素的蔬菜、水果,增强机体抵抗力,避免食用坚硬、油炸、过热食品,如麻花、锅巴等,肉、鱼、虾制品应尽量去骨、刺、壳,以防硬物刺伤口腔黏膜,导致口腔溃疡造成继发感染。预防甲氨蝶呤造成口腔黏膜炎时可以使用亚叶酸钙液含漱,含漱后可将药液缓缓吞咽。

(吴心怡)

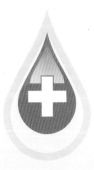

# 应用化疗药物后出现口腔黏膜炎应如何护理？

应用化疗药物使消化道的黏膜功能受到较大损害,分泌消化液的功能暂时受损,极易发生口腔黏膜的炎症。一旦发生口腔黏膜炎一定要保持口腔清洁,减少炎症的扩散,若出现溃疡红肿时,应减少或停止刷牙,可根据口腔 pH 值及具体情况选用适当的漱口水漱口。一般情况下,感觉口腔发酸、味大可选择碱性漱口水,如 1%～3% 碳酸氢钠。如感觉口苦可选择酸性漱口水,如醋酸氯己定液。也可选择过氧化氢、甲硝唑(灭滴灵)、氯化钠等交替漱口。有条件时根据口腔细菌培养加药敏试验结果选用有针对性药物。还可使用制霉菌素鱼肝油、金霉素鱼肝油、表皮生长因子等喷涂口腔,涂药前应将创面清洁干净,涂药后不可立即漱口、饮水、进食。鼓励患儿多饮水,保持口腔黏膜的湿润与清洁,若患儿流涎应及时清除流出物,保持皮肤干燥、清洁,避免引起皮肤湿疹与糜烂。鼓励患儿进食富含维生素、高蛋白的温凉流质或半流质的食物,少量多餐。如疼痛明显可在进食前用含有利多卡因的溶液漱口,如疼痛影响饮食、睡眠应给予镇痛治疗,减轻痛苦。餐具应煮沸消毒,减少细菌的侵袭,减少感染。

(吴心怡)

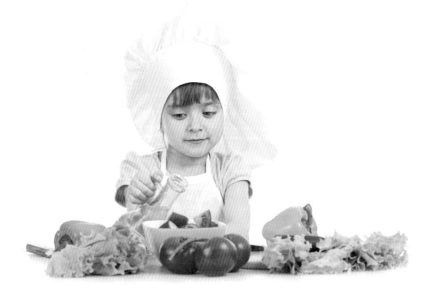

# 如何预防、护理化疗药物引起的
# 肛周感染?

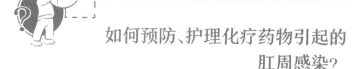

血液肿瘤患儿的免疫功能低下,加之化疗造成骨髓抑制,白细胞减少,使患儿对感染的抵抗力差,易发生肛周感染。患儿应加强个人卫生,勤换内衣裤,每天进行清洁,以利于汗液排泄,减少发生毛囊炎和皮肤疖肿。每次便后使用柔软的便纸擦拭,用清水清洗、擦干。女性患儿更要注意经期卫生。给患儿多饮水,每天晨起饮温开水,进食含粗纤维的膳食,可预防便秘。经常变换体位,避免长时间坐在电脑前。如发生排便困难要及时处理,避免直肠黏膜的损伤。

在应用可引起黏膜损伤的化疗药期间,给予患儿硼酸粉、高锰酸钾溶液坐浴,增进局部血液循环,预防感染,促进炎症吸收。如肛周皮肤发生破溃,应在清洁肛周皮肤后,给予红外线照射 15～20 分钟。还可选用制霉菌素鱼肝油、金霉素鱼肝油、金因肽等涂肛周皮肤。肛周感染时可选用雷夫诺尔、碘伏棉球湿敷 15～20 分钟,每天 2～3 次。如果形成肛周脓肿,应请外科医师行切开引流,术后要注意观察伤口情况。

(吴心怡)

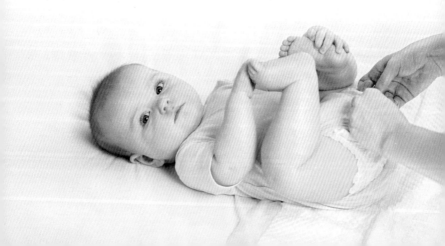

## 化疗期间出现掉发，该怎样护理呢？

正常人大约有 10 万根头发，每天会掉 100～150 根，新的头发会生长以弥补脱落的头发。化疗期间如脱发明显，洗发时要使用柔和的洗发液，动作轻柔，减少梳发的次数，梳发时要用软质梳子，小辫不要扎得太紧，尽可能不用电吹风，或用低温挡吹风。外出时做好对头皮的保护，要戴帽子或围巾，避免头皮暴露在阳光下。丝绸的枕巾比棉质的摩擦力小，可选用真丝头巾作为枕巾保护孩子的头发。大多数孩子应用化疗药物都会出现脱发，因此建议化疗期间剪成短发，便于护理。如果出现大面积脱发时，最好将头发全部剃光，以免头发在身上、枕被上到处散落，刺激皮肤，导致感染，也造成心理上的不适。家长可以在头发大面积脱落前选购合适的假发或漂亮的帽子，让孩子在化疗脱发期间也能漂漂亮亮地生活。

（吴心怡）

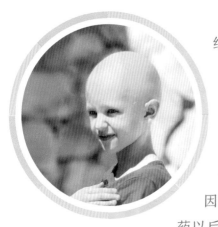

## 化疗期间患儿为什么会掉头发？
## 有的孩子再长出来的头发为什么是卷发？

快速分裂、生长是肿瘤细胞的特点，部分化疗药物正是特异性地攻击快速生长的细胞，而达到杀死肿瘤细胞的目的，而我们的毛囊细胞恰恰也属于生长快速的细胞。因此，大部分患儿应用化疗药以后，会出现头发脱落，是由于化疗药在消灭肿瘤细胞的同时，也损伤了毛囊结构。毛囊是包围在毛发根部的囊状组织，起着固定和营养毛发的功能，所以当毛囊结构受到损害时，头发就容易脱落了。化疗药物所致脱发的程度不仅与药物种类有关，还与药物剂量有关，剂量越大，脱发越重，联合用药比单用一种药物脱发严重。有的孩子在化疗期间会出现多次掉发，并且每个孩子对不同的化疗药反应也不同。一般来说,化疗药物所致脱发常发生在给药后的 2 周,最先掉头顶部的头发,逐渐向四周发展。

化疗造成的头发脱落只是暂时的现象,以后会重新长出美丽的头发,但可能发质会变得不一样,有些人头发变细了,有的则变粗了,还有的变成了卷发,虽然发生这样情况的原因还不十分清楚,但有研究发现如果受损的毛囊在恢复的过程中,变成弯曲的毛囊,就会长出卷发。但 0.5~1 年后,绝大多数的头发会恢复到和以前一样。

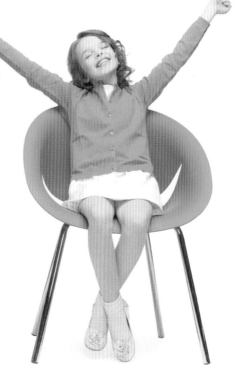

(吴心怡)

## 如何为血液肿瘤患儿记录出入量？

血液肿瘤患儿应用某些化疗药物时或病情发生变化时会造成出入量不平衡,甚至发生水电解质紊乱。为了保证患儿的出入量平衡,有效地执行治疗方案,医务人员可能需要确切了解患儿实时的出入量,因此患儿家长协助做好详细的记录是非常重要的,记录内容主要包括患儿所有的饮食、饮水、排泄情况。家长应准备一个记录本,及时记录,以免遗忘。患儿喝水、喝奶的水杯要有精确的刻度,无法测量的饮食如米饭、馒头可记录数量及大小,母乳喂养的患儿应尽量定时哺乳。排尿在容器内,使用量杯测尿量,婴幼儿记录尿量可以通过先称重干净尿裤,再称重带有尿液的尿裤来计算。呕吐物应随时通知护理人员以便作出精确的判断,大量出汗也应该描述更换衣被的数量。如需要记录大便量时,用塑料袋罩住便盆,排便后称重记录。

（吴心怡）

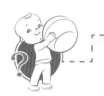

# 儿童恶性肿瘤化疗期间可以用中药辅助治疗吗?

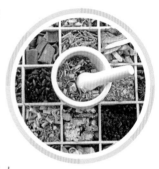

　　中医药有着数千年的悠久历史,底蕴十分丰富,是中华民族的瑰宝,它强调"以人为本"的整体观,特别是对疾病恢复期的调理有着独到之处,中医通过对人体虚实的调节,使人体达到一个比较稳定的平衡,这样有利于人体对抗肿瘤细胞,所以在恶性肿瘤的治疗过程中是可以用中医药来辅助治疗的。由于目前对儿童恶性肿瘤比较成熟的治疗方法仍然是化疗,所以中医药辅助治疗一定要在保证化疗的基础上进行。化疗在破坏肿瘤细胞方面作用强,但存在一定的副作用,中医中药在提高机体免疫功能、改善化疗药物对造血系统的抑制、保护重要脏器功能等方面进行过许多的摸索,综合的中医辨证治疗可以对肿瘤化疗起到一定的辅助作用。

（吴心怡）

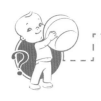

## 白血病患儿停药后，
## 怎样追踪复查？

　　白血病停药后，一般需要追踪3年左右，主要是定期（每2~3个月）复查血常规，每6个月~1年做一次全面的健康体检，而骨穿和腰穿则不作为常规检查项目。根据国外的长期研究结果和我们自己的治疗经验，发现维持期和停药后的反复骨穿和腰穿检查并不能全面监测和预示白血病的复发，所以如果孩子在停药时骨髓和脑脊液检查都正常，停药后就不需要常规做骨穿和腰穿了。这样不仅减少了外地家长和孩子的长途奔波，更重要的是有利于孩子的身心健康。

（郑胡铺）

## 有些白血病孩子停药后为什么会出皮疹？

　　有些孩子停药后出现皮疹，一般持续3~6个月，常以头面部为重，甚至头皮里面也有。这主要是因为停化疗药后机体的免疫系统开始调整、恢复(医学上称为"免疫重建")导致的一些反应，所以不用担心。只要不是太痒，不影响孩子的正常生活，就不用特殊处理，每天用温水洗后，涂抹一些儿童润肤霜就行了。如果瘙痒剧烈，可以服用抗过敏药，也可局部涂抹抗皮肤过敏药。

（郑胡镛）

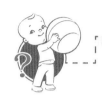

# 血液肿瘤患儿治疗停药后什么时候可以打预防针？

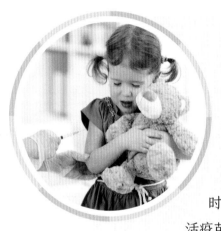

关于疫苗接种，停药后6~12个月，孩子的免疫球蛋白就基本恢复正常，可以对疫苗产生应答反应了，此时可以安全地接种灭活疫苗，如流感疫苗、肺炎球菌疫苗和乙肝疫苗等，这样不仅可以帮助孩子抵御这些病毒、细菌的侵害，还可以促进孩子的免疫系统恢复和重建。但对减毒活疫苗和活疫苗，需要根据孩子的具体情况而定。

（郑胡镛）

# 白血病遗传吗?
# 如果白血病患儿的
# 父母再要孩子需要做什么检查?

白血病不是遗传病,所以父母是可以要第二胎的,但如果家族里面有肿瘤易感性的情况,就要慎重了。目前还没有特异的方法检查遗传易感性,所以对父母也就没有特异的检查方法。随着人类基因组计划的完成,等将来研究出方便快速并且价格合理的方法,能对每个人的全部基因进行测序时,就可以检查遗传易感性了。

所以,白血病父母要第二胎的关键在于准备受孕时,一定要双方身体和心理处于良好的状态,并且在怀孕过程中尽量避免感染和接触有害物质,这样才能生育健康的孩子。事实上,我们有很多白血病孩子的家长都有了健康的第二胎。

(郑胡镛)

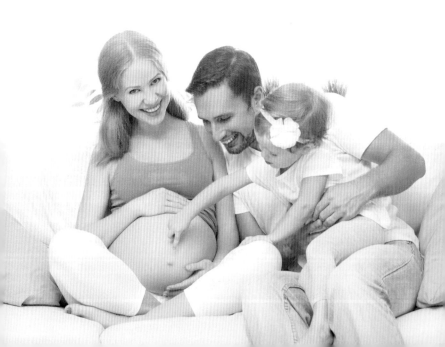

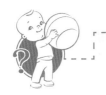

## 白血病孩子治好后，
## 能像其他正常人一样生活吗？

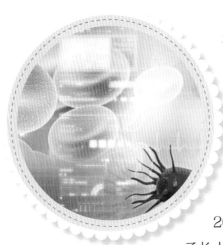

　　答案是肯定的。以北京儿童医院治疗白血病为例，从20世纪70年代中期开始治疗儿童白血病，到2014年底统计，北京儿童医院已治愈白血病患儿2000余例，其中不少孩子长大后上了大学或参加了工作，并且结婚生育了30多名健康的小宝宝。

　　为了让孩子的身心早日康复，我们鼓励孩子尽快复学、尽早回归社会，让他们跟其他同龄的孩子一样成长。不少家长担心，孩子的治疗还没有结束、免疫力还低下就复学上课，会不会有影响啊？

　　目前白血病的治疗方案中，强化疗在6～10个月就基本完成了,剩下 2 年左右的时间都是维持治疗。所以我们鼓励家长和孩子尽早恢复正常的生活。事实上,我们有很多孩子休学一年左右就回到了学校,并且参加了适当的体育活动。这样做,还能促进孩子的免疫系统恢复,因为免疫系统(由免疫细胞组成)是我们身体的军队(士兵),只有让"士兵"时不时跟病毒、细菌等"敌人"作战,才能提高"军队"的战斗力。让我们一起努力,不仅让孩子获得躯体疾病的康复,更获得心理的健康和适应社会的良好状态,使他们长大成为祖国有用的人才。

(郑胡镛)

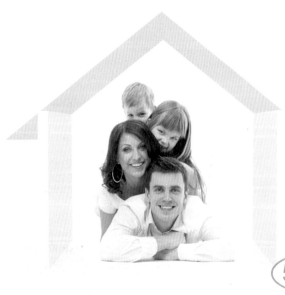

55检